新装版

薬に頼らず、ただ眠るだけで病気に克つ

糖尿病と合併症が癒える自宅養生法

米国FDAが認めた
ブラックシリカの凄いチカラ

上部一馬［著］

コスモ21

ブラックシリカの神秘

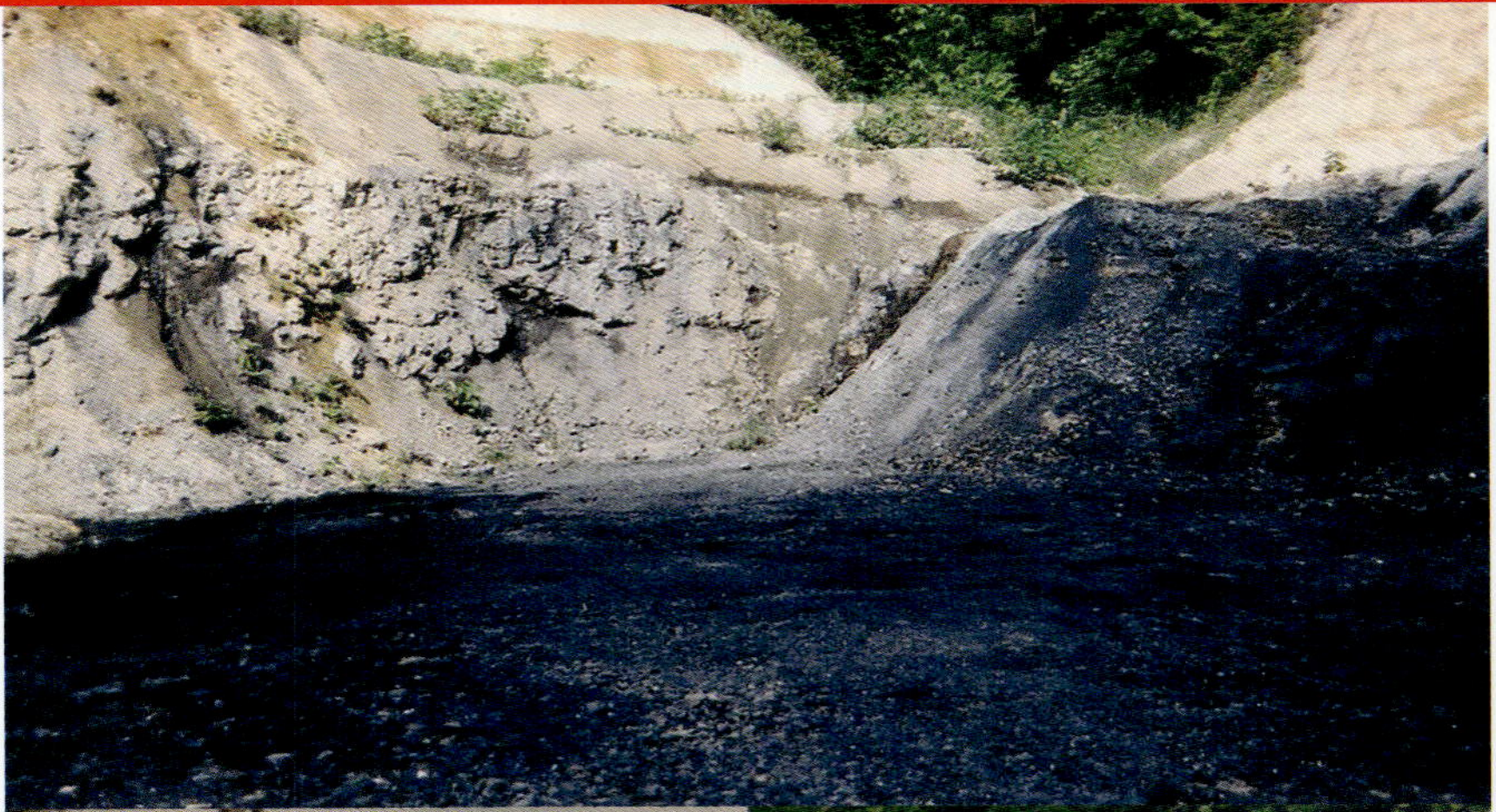

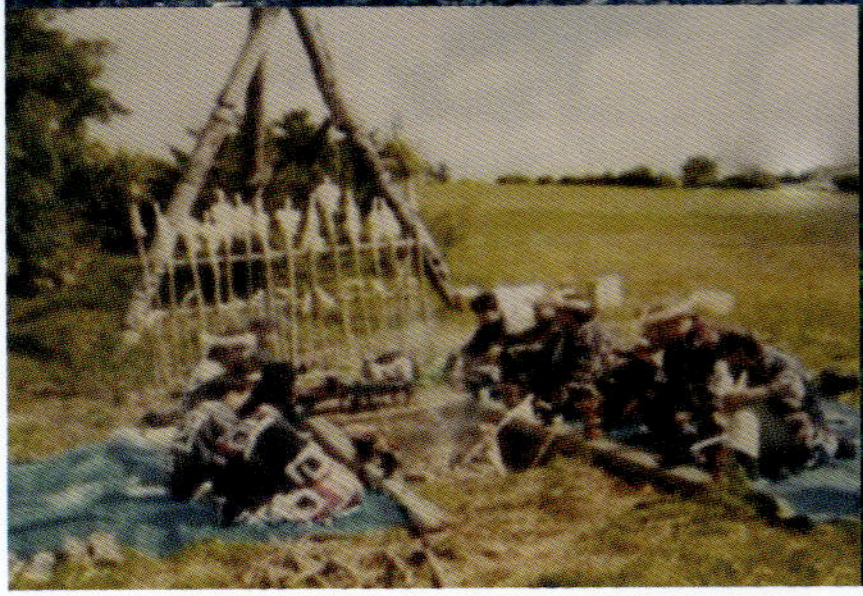

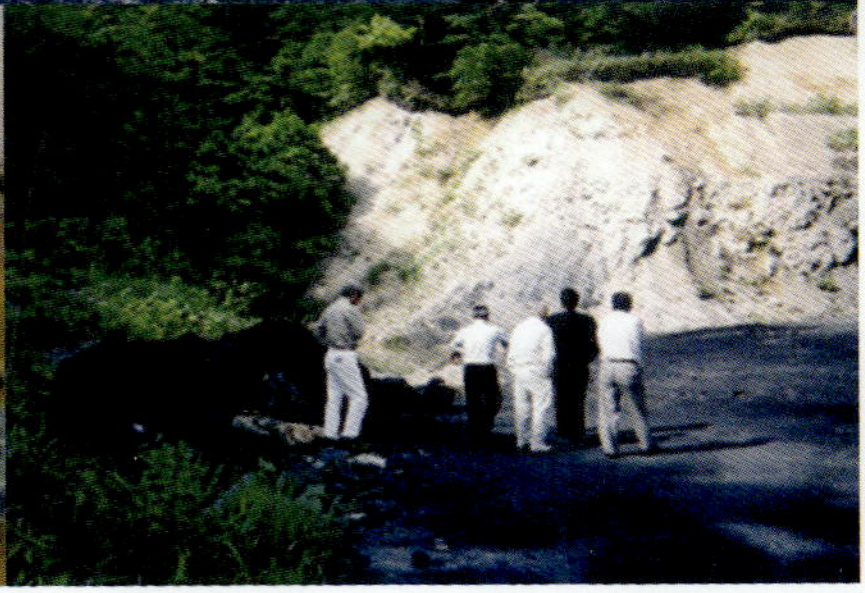

アイヌの人たちから『神の石』として崇められてきたブラックシリカ

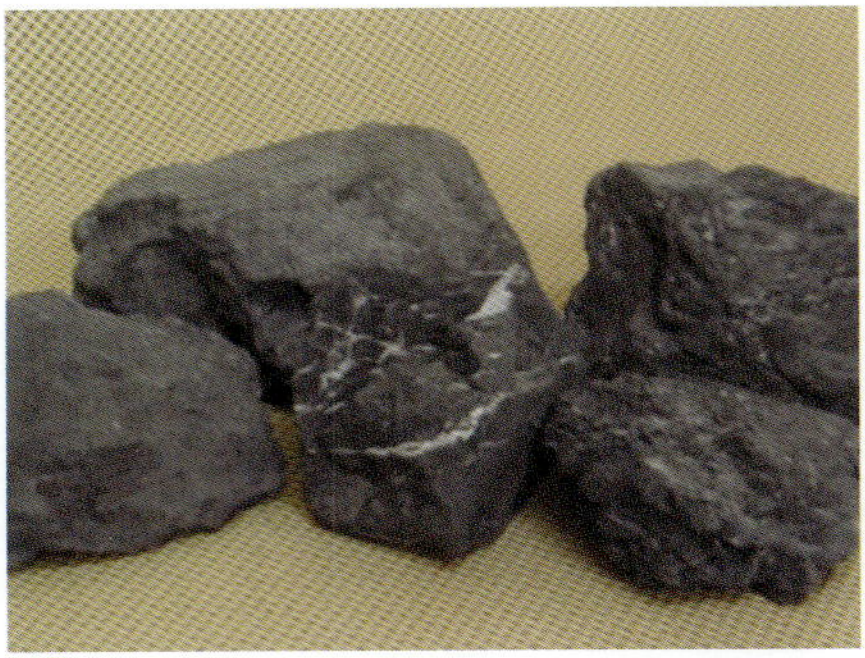

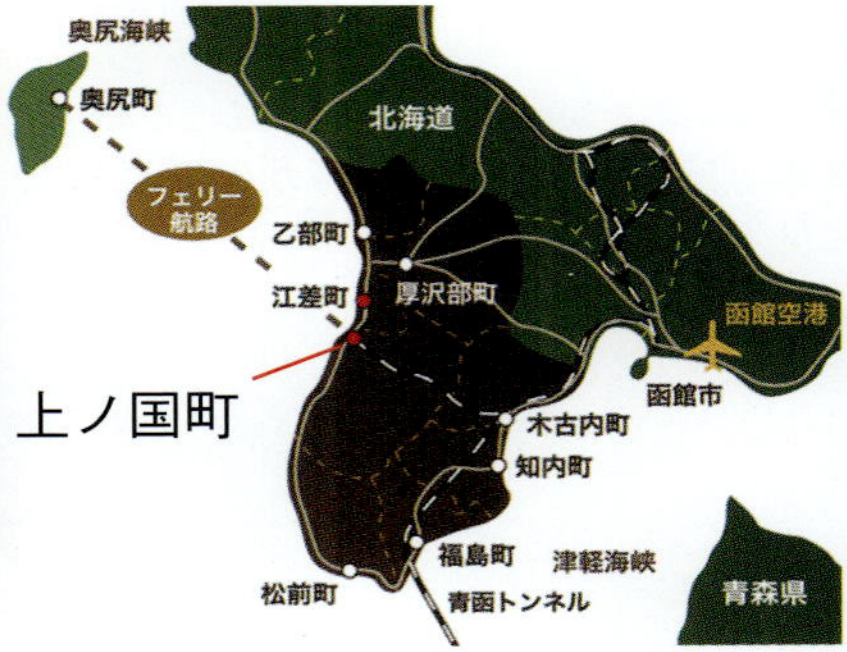

北海道檜山郡上ノ国町神明、天の川流域のアイヌの聖地からしか産出されないブラックシリカ鉱石

生育光線を放射する

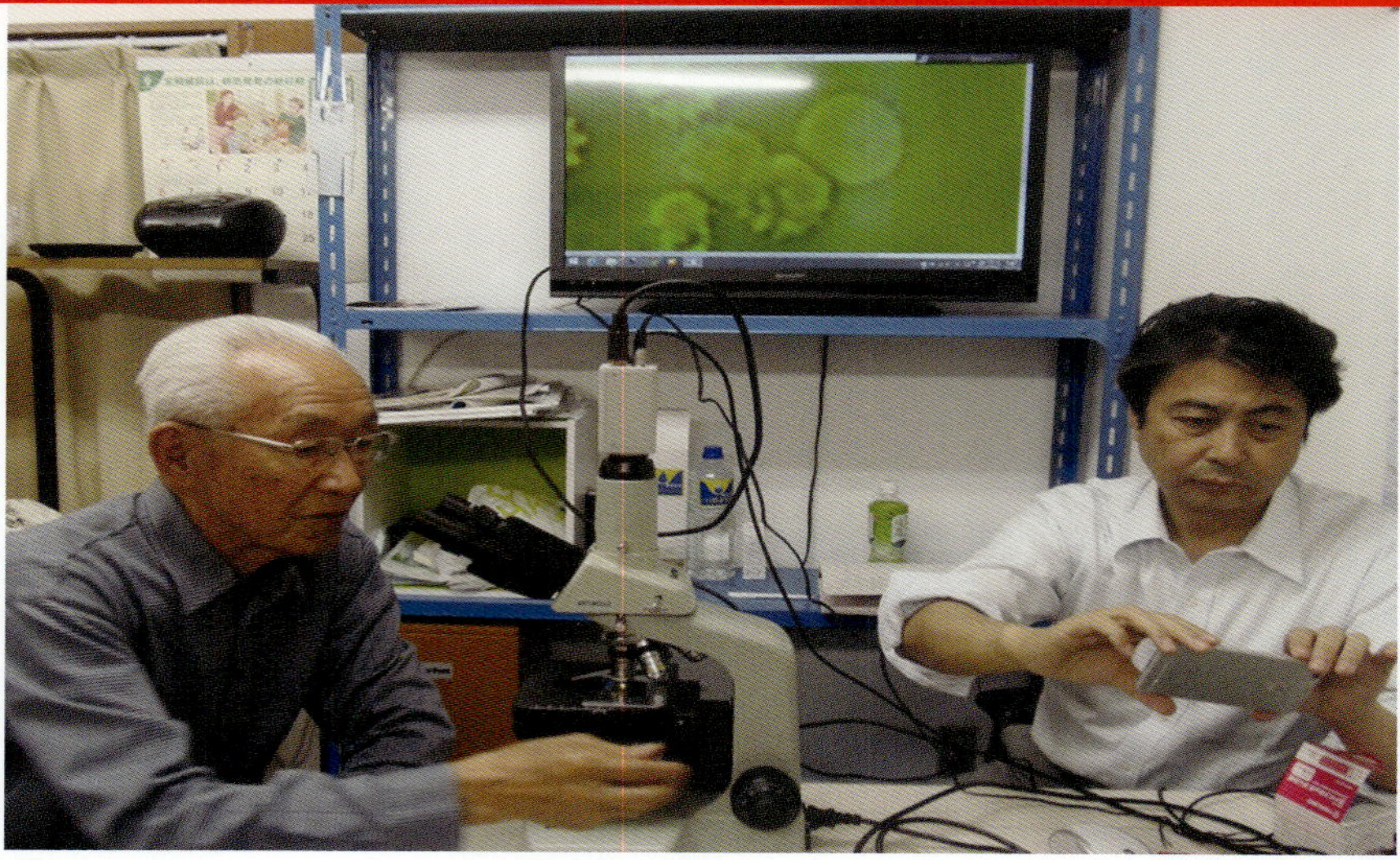

ブラックシリカが永遠不滅生命体ソマチッドを活性化。ソマチッドが組織細胞にエネルギーを送ることを状況証拠から推論した東学工学博士（写真左、㈱グローバルハート・ソマチッド研究室）

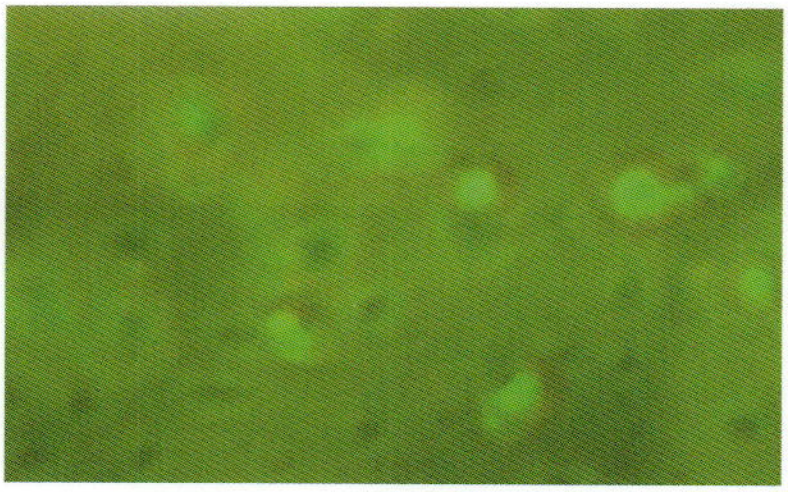

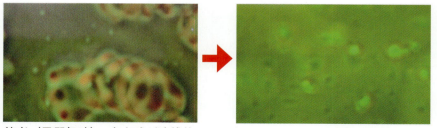

筆者（風邪気味）、赤血球が連銭状につらなり、ソマチッドの動きが悪い。シリカマット使用10分後、明らかにソマチッドが増え、活発化した。

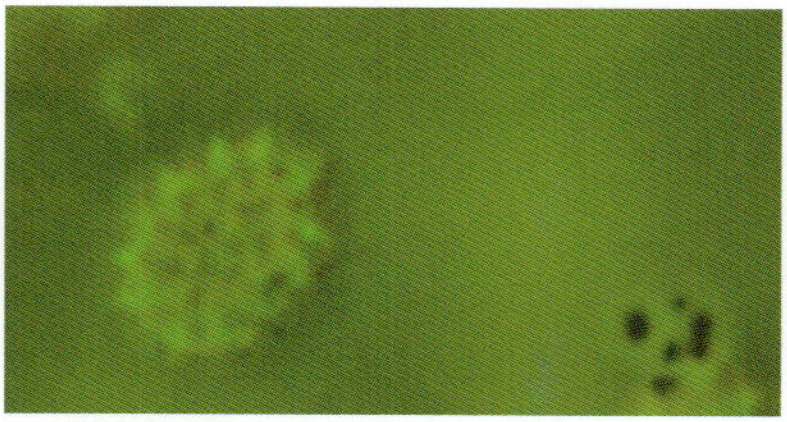

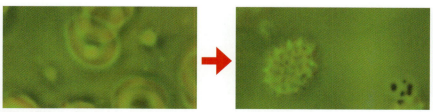

増田博美氏（写真右）。不摂生が続き、赤血球の粘性が高い。シリカマット使用10分後、ソマチッドが活性化し、赤血球の中にもソマチッドが集中した。

活性、自然治癒力を喚起！

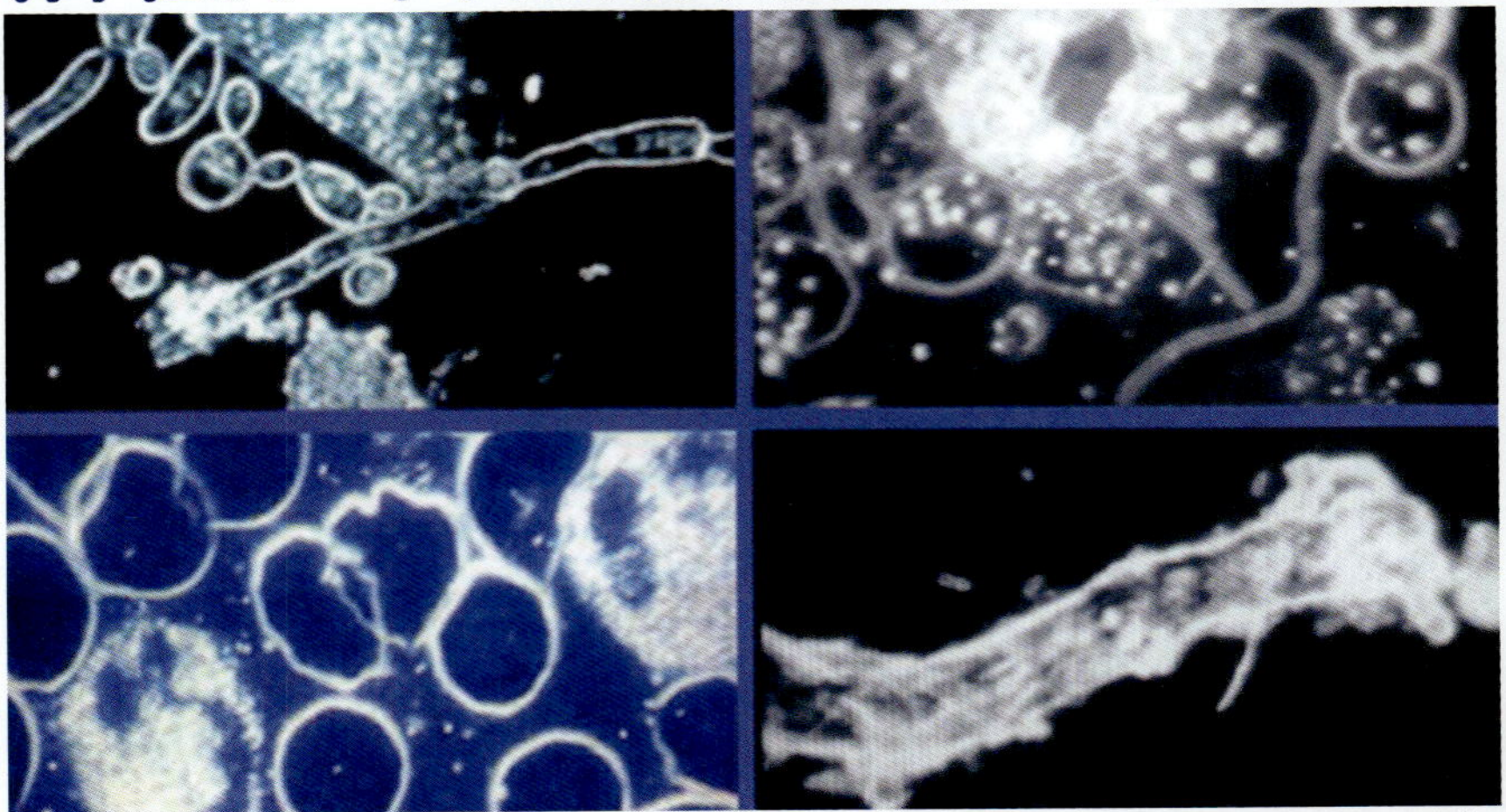

ネサン博士が捉えた血中で蠢動するソマチッド（出典：Eco クリエイティヴ）

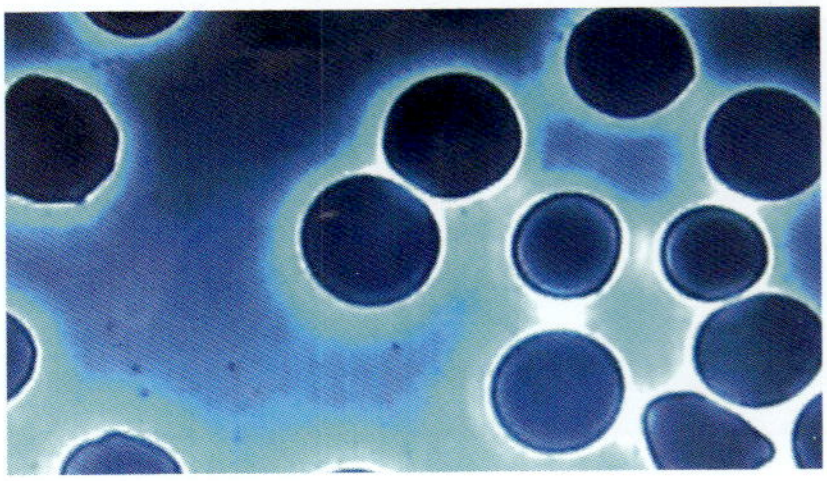

①健常人の血中

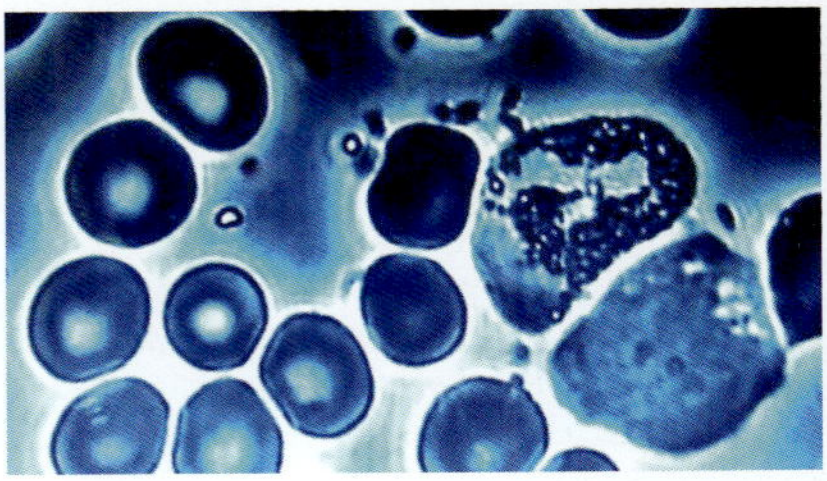

②余命３ヵ月と宣告された 50 代男性

《血液中のソマチッドを挙動させる力の仮想図》

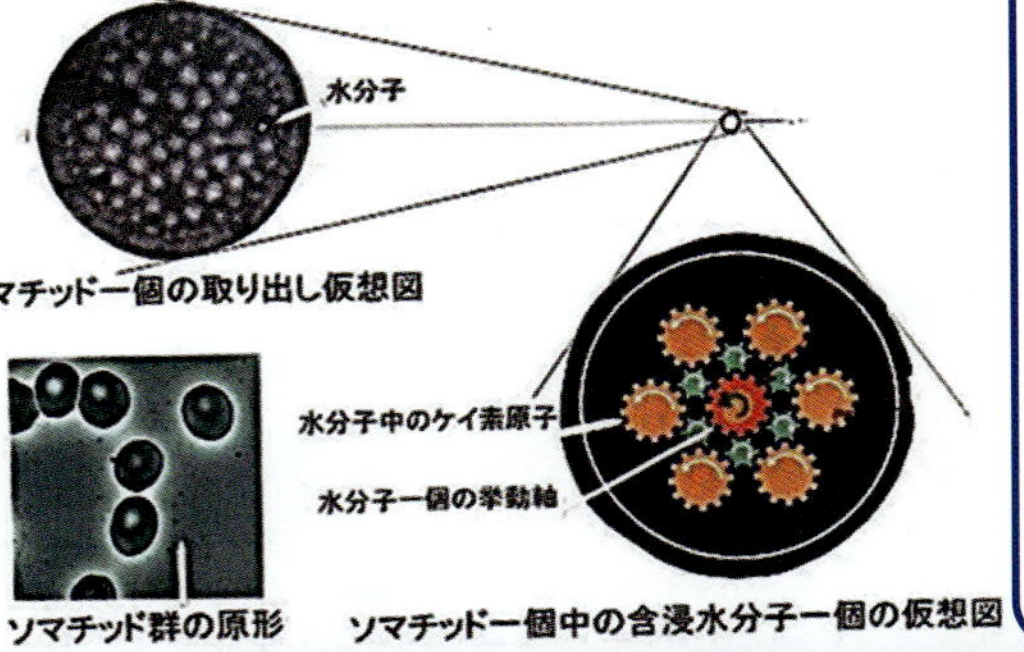

《解説》
①は健常人の血中画像。小さな微粒子が見られ、赤血球がまん丸で健康な状態。
②はガンを宣告された男性の血中画像。右にあるガンと思われる中にソマチッドが集中。
「ガンを正常化するために細胞内にソマチッドが集中し、ガン細胞を正常化するのです」（東学工学博士）

世界初、ソマチッド内でケイ素原子がマイナス電子のエネルギーを輻射する⁉

シリカマットがソマチッドを

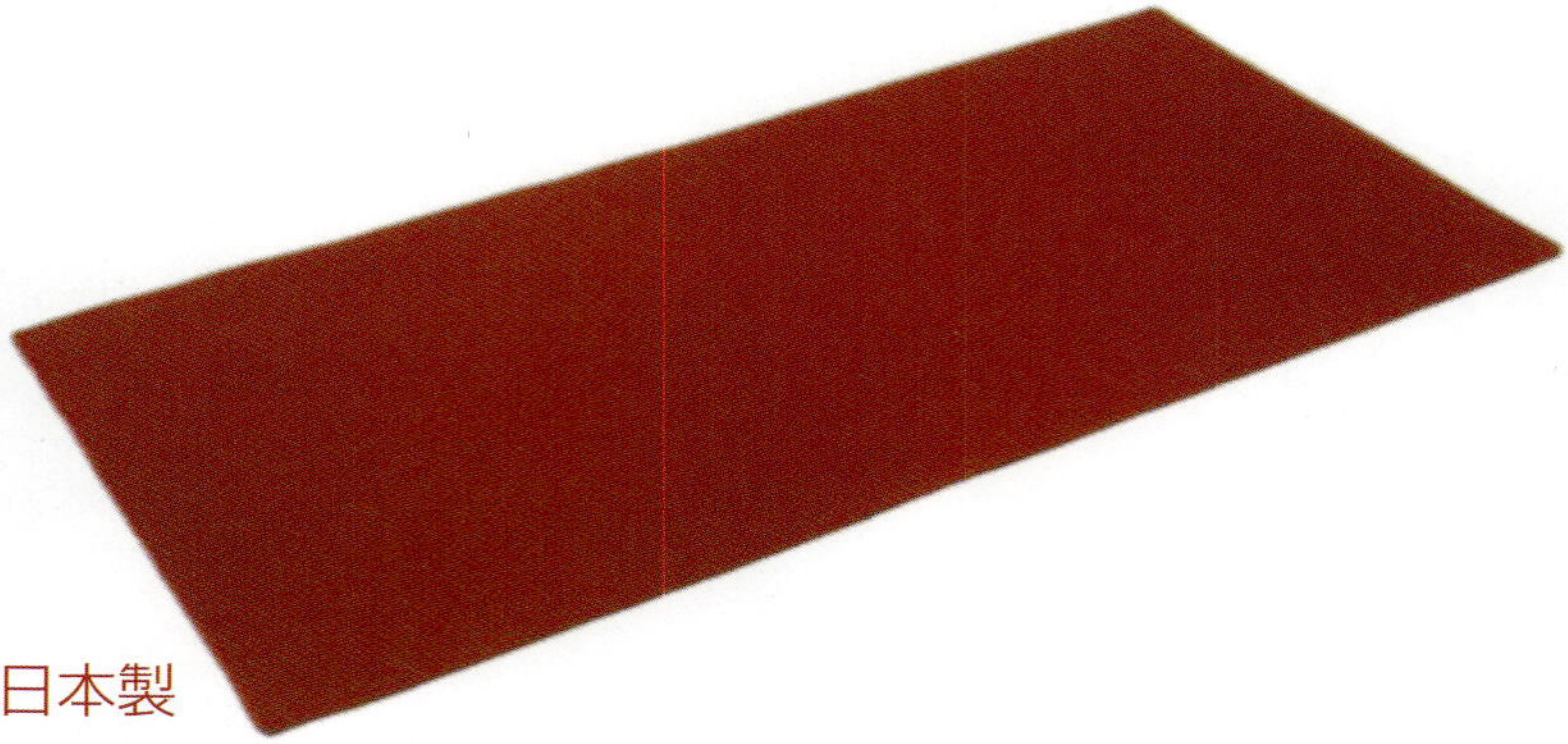

※日本製

ブラックシリカ混入マットの体温上昇試験

＜試験条件・機器＞ 1）環境室内（25度・湿度40%）
2）サーモグラフィー・血流計（オメガウェーブ）による評価

＜対　象＞ 65歳以上の男女被験者
＜被験者数＞ 6名

付随データ

1）患者背景：女性4名・男性2名（平均年齢72.7歳）
2）背景疾患：高血圧症1名（男性）・高脂血症1名（女性）
3）血流解析機器：OMEGA FLO−C1（オメガウェーブ社）
4）血流解析ソフト：OMEGAWORX OX-4（オメガウェーブ社）
5）サーモグラフィー：SLIK AMT pro700DX−AMT
6）血流測定部位：5ヶ所（第5腰椎・第2仙骨・第3仙骨・第2仙骨左右）

体表温度
P<0.0001(1.6149E-174)

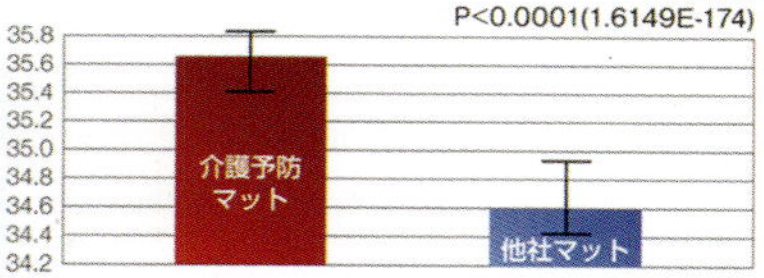

＜開始前＞34.1±0.7度
＜2時間後＞35.7±0.5度

＜開始前＞33.7±0.8度
＜2時間後＞34.7±0.4度

皮下1㎜血流
P<0.0001(2.26E-101)

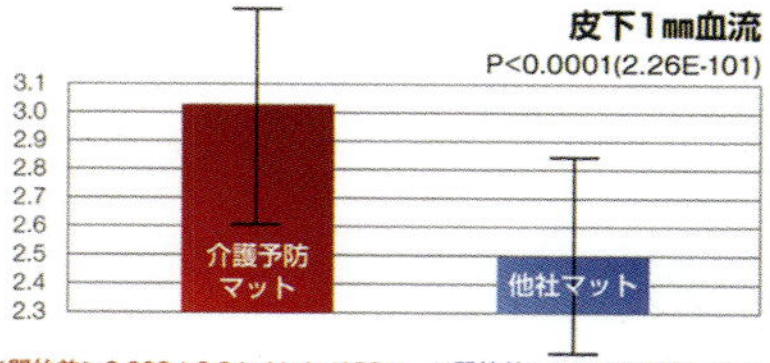

＜開始前＞2.036±0.94ml/min/100g
＜2時間後＞2.97±2.1ml/min/100g

＜開始前＞2.032±0.94ml/min/100g
＜2時間後＞2.55±1.5ml/min/100g

➔ **P<0.0001 で黒鉛珪石含有マットの基礎体温が高値であった。（P=0.884）**

＜介護予防マット＞

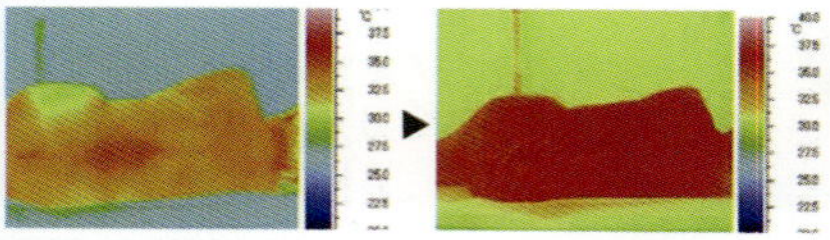

開始前　　2時間後

＜エアマット＞

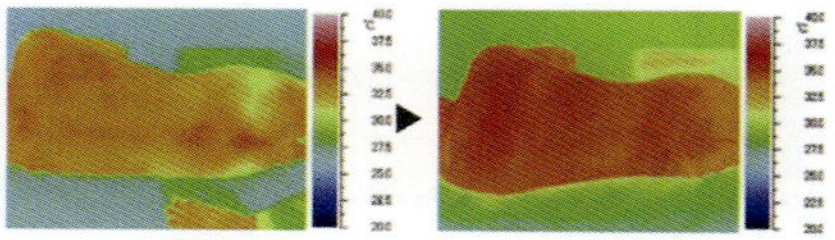

開始前　　2時間後

➔ **今回の解析において、スーパーメディカルマットの昇温効果が認められた。**

ソマチッドは超光速で瞬間移動!?

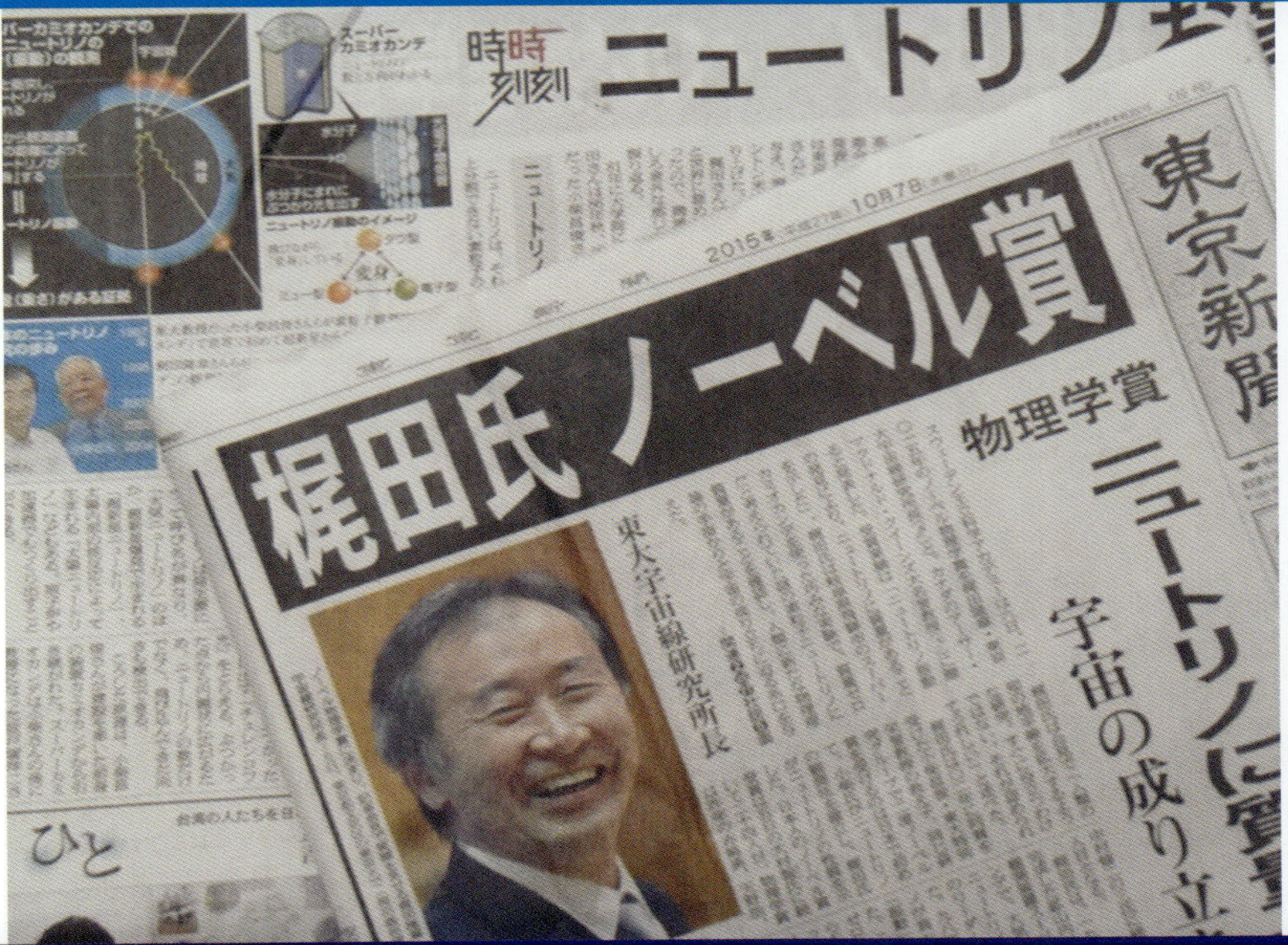

ソマチッドが放射するエネルギーは ノーベル賞受賞ニュートリノに違いない!?

2015年10月スウェーデン王立科学アカデミーは、東大宇宙線研究所の梶田隆章教授に「ニュートリノ振動の発見により、ニュートリノに質量があることを示した」業績で、ノーベル物理学賞を授与することを決定した。超光速で時空を超え、テレポーテーションすることが量子物理学で判明していたが、このニュートリノは質量があることから物体に作用することが証明されたといえる。なんと、永遠不滅生命体「ソマチッド」は、マイナス電子のエネルギーを輻射し、あらゆる組織細胞を活性化することが状況証拠で判明してきた。そのエネルギーの正体とはまさしくニュートリノと考えられるのだ。

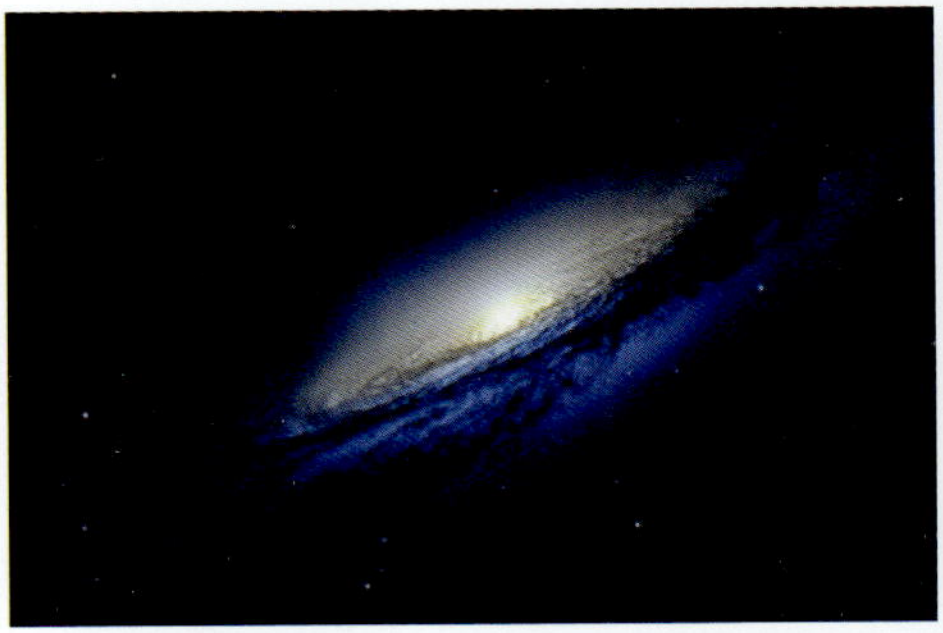
宇宙空間は素粒子で満ちている！

新装版　糖尿病と合併症が癒える自宅養生法

本書は2016年1月小社より刊行された『糖尿病と合併症は自宅養生で癒える』を改題し新装版として発行したものです。

もくじ◎新装版　糖尿病と合併症が癒える自宅養生法

第1章　神秘のエネルギーを放射するブラックシリカって何だ？

第2章 米国FDAが認めた合併症予防効果

第3章 医療機関から報告された驚異的な症例

第4章 ガンより怖い⁉ 糖尿病の合併症

第5章 ぼけずに若返る養生法を公開！

カバーデザイン◆中村　聡
本文イラスト◆和田慧子

プロローグ　生命力を喚起するブラックシリカの秘密!!

◎このままでは現代医療が破綻する!?

現代医療が〝薬漬け医療〟〝検査漬け医療〟と揶揄されて久しい。その典型が高血圧への対処である。**血圧の基準値は、以前は「年齢プラス90」だったが、いつの間にか130〜140になり、それを超えると血圧降下剤を投与するようになっている。このことは医療全般に当てはまることで、日本国民の薬漬けは進む一方である。それによる認知症や糖尿病の重症化が疑われるが、全く公表されていない。**

そのうえ、インターン制度がなくなったことで病気や薬についてあまりに知識不足な医師を増やし、国民を薬漬けにする医療をますます深刻化させている。

本書で取り上げる**糖尿病についても、当たり前のように薬漬け医療が続く病院でははっきりわからないまま安易に過ごし、合併症を発症し苦しむ人は確実に増えている。外国人に比べて、日本人は全般的に糖尿病に鈍感だが、今のところ糖尿病に対する決定的な薬は**

ない。だから、その苦しみから脱出する道を見つけられたときは涙ながらに感動する。

◎糖尿病及び合併症治癒への道標が見えた!!

国民医療費もますます深刻度を増している。2022年度で46兆円を超え、前年度から1兆6千億円も増加した。

税収は40兆円から50兆円前後で推移しているので、消費税15%の導入、ならびに国民医療費の削減が大きな課題となるのは必至だ。果たして、この国は今後どうなるのか、国民年金や国民健康保険などの社会保障システムを存続できるのだろうか。

中でも65歳以上の超高齢者が占める人口比率が過去最高、2024年9月現在で、325万人に達した。何と総人口の29・3%で世界最高となり、これまでになかった異常な社会が出現した。

国民医療費を押しあげる主要因は、この高齢者にかかる薬剤費だ。死因のワーストはガン、心筋梗塞、肺炎、脳梗塞の順だ。いずれも右肩あがりで急伸中だ。

心筋梗塞と脳梗塞は、動脈硬化が大きな要因の一つなので、**いち早く、動脈硬化にかか**

らないためのライフスタイルと食養生の確立が急を要するのだが、政府が行なったのは〝メタボ健診〟の推進で、〝病院送り〟する患者を増やしたことだ。また、**予備軍をいれ2050万人が罹っているとされる糖尿病およびその合併症に罹っている人々への対応策も急を要する。**薬漬け医療を推進することでは、根本療法には至らないのだ。

さらに追い打ちをかけるのは、２０２５年には７３０万人に達し、５人に１人が認知症になると推計されることだ。こうなっては世界一の認知症大国と言っていい。この数は、今後、介護が必要になる人々の数でもあろう。

本書では、こうした増加の一途をたどる慢性病を予防・治療できる鉱石ブラックシリカ（黒鉛珪石）の不思議な作用と、これを粉末化してできたシリカ混入マット（以下シリカマット）の臨床試験結果とその改善症例、そして、蔓延する動脈硬化症ならびに糖尿病および合併症を予防できるライフスタイルと、その食養生を述べた。

いずれも筆者が30年近く医療現場を取材し、体得した起死回生の健康法と言える。

とくにこのシリカマットに使われる、北海道上ノ国町からしか産出されないブラックシリカは、実に不思議なエネルギーを発することがわかってきた。

◎毛細血管の血流が改善すれば、慢性病は改善する

このシリカマットを使い大阪大学医学部付属病院で行なった臨床試験では、毛細血管の拡張作用ならびに33℃台の低体温が37℃台まで上昇することが実証された。しかもこのマットには熱源がないのだ。熱源なしで、いかなる作用で体温が上昇するのだろうか？ この臨床では、協力した15名の患者全員の床ずれ（褥瘡《じょくそう》）が改善するという快挙も達成した。**現代医療をもってしても床ずれの改善と、糖尿病によって起こる合併症を改善することはたいへん難しい。**また、合併症は自覚症状がないので、気がついたら網膜症や壊疽を発症し、なかには足の切断という厳しい処置を取らざるを得ないケースもある。

このシリカマットで、足の切断を回避できたという人も少なからず存在する。はっきり言って現代医療では、足の切断を回避できる治療法はないのだ。こうした重大局面に置かれた人々にとっても、シリカマットの威力は甚大なものだ。

最大のチカラは、毛細血管を拡張し血流を改善することではないだろうか。なぜなら、あらゆる組織細胞は血管から酸素や栄養素を吸収し、代謝しているからだ。その長さは10万キロメートル、およそ地球二周半にも及ぶ。言い換えれば、人間の体は毛細血管の集合体

で成り立っていると言ってもいい。この毛細血管が詰まり、酸素と栄養素が遮断され、組織細胞が損傷されることで臓器不全を起こしていると言っても過言ではないのだ。

◎世界的に認可がトップレベルで厳しい米国FDAの認可を受ける

ＦＤＡ（米国食品医療品局）は、アメリカ合衆国の政府機関であり、食品、医薬品、医療器機、化粧品の品質、衛生管理、宣伝広告などについて規制を行なっている。その審査の厳しさはトップレベルであり、日本の厚生労働省よりハードルが高いといわれる。たとえ日本の厚生労働省が認可した医薬品、医療機器であっても、ＦＤＡの認可のないものは、諸外国に輸出販売、出展は禁止されている。

日本国内においては、このような実態が報道されないため、ＦＤＡを知らない日本人がほとんどで、日本医療が世界基準と思い、薬漬けにされている現状だ。

先のシリカマットが、このＦＤＡの厳しい審査をクリアし、２００５年にmedical device（医療機器）として認証されている。ＦＤＡ認可は、世界基準を満たした安心安全の証といえよう。

ＦＤＡ認可医療マットとして、北京、上海、台北の国際医薬医療展示会に出展し、販売した実績もある。中国では公立病院や軍人病院、中東の産油国やサウジアラビアの国立病院でも導入され、多くの糖尿病患者の命を救っている。こんなことは、日本の医療器機については、きわめて稀なことである。

その秘密はこうである。

◎ブラックシリカからニュートリノが放射される

このブラックシリカの神秘的な特性を執筆中に、東大宇宙線研究所の梶田隆章教授が岐阜の地下中にあるスーパーカミオカンデを使って、「ニュートリノに質量が存在する」ことを証明した理由で２０１５年、ノーベル物理学賞を受賞することが決定したという素晴らしいニュースが飛び込んで来た。何というシンクロ現象（共時性）だろうか。

実は、この頃**東学《ひがしまなぶ》工学博士が研究を続行しているブラックシリカや珪酸土壌などの鉱石から発せられるエネルギーが、ニュートリノなどの素粒子である**という仮説を完成していたのだ。

東博士は過去20年以上にわたり、世界中の鉱石や動植物を微粉末化し、位相差顕微鏡という、生きた標本をライブで拡大分析できる装置で１０００件以上観察し続けてきた。

この研究から導き出されたのは、あらゆる動植物に生命活動を持たらしているのは世界の先端の生物学者ガストン・ネサン博士らが発見した永遠不滅生命体であり史上最小有機生命体である「ソマチッド」であるということだ。「その根源エネルギーは、ソマチッド内に取り込まれた珪素原子がマイナス電子のエネルギーをあらゆる細胞組織に放射しているからに他ならない。そして、この珪素原子から放出されるエネルギーの正体こそは、ニュートリノである」という結論に達していたのだ。

このニュートリノには、これまで質量がないとされ、人体や地球を貫通する幽霊のような存在と考えられていた。当然ながら、質量があれば物質に作用するのは明白だ。

「このブラックシリカに赤外線及び太陽光が当たりエネルギーが放射され、このエネルギーによって万物を生命足らしめている宇宙極小生命体とも言えるソマチッドが励起し、その中に組み込まれている珪素原子がニュートリノを放射、あらゆる生命細胞を活性化する」

というのが、東博士の推論だ。

ソマチッドがコンデンサーのように動植物をはじめとするあらゆる組織細胞にエネルギ

ーを与えることで、はじめて生命がエネルギーを得、細胞は活動を開始するというのだ。

この見解はソマチッド研究の先駆者ネサン博士の理論と酷似する。また、孤高の天才学者千島喜久男博士が唱えた『赤血球分化論』で欠落した理論を補完する。

◎精神が〝創造、愛、進化融合〟に向かうと自然治癒力が喚起する！

ブラックシリカを活用することで〝病院にも行かず、薬も飲まず、ただ寝るだけで健康を回復できる〟というのだから、まったく労の要らない超健康法が誕生すると言える。

今後、大きな社会問題となるのは、骨粗しょう症と認知症、また自律神経失調症、うつ病の増加であろう。本書では、こうした病の発症の原因とメカニズム、そしてその予防治療法まで網羅した。

何度でもお読みいただき、実践していただければ幸いだ。

現代医療、および行政が推進する〝薬漬け医療〟〝検査漬け医療〟にはまったのでは、医療費削減は見えて来ない。かつて医聖ヒポクラテスは〝人間の中には１００人の名医が住んでいる〟と言い遺した。これは、永遠不滅生命体ソマチッドが働いていることの証拠だ。あなたの精神が創造、愛、進化融合に向かったとき、ソマチッドはあなたの意思に共鳴、共振し、生命力を喚起してくれるに違いないのだ。超健康法が誕生したといえる。

（本文中では敬称は略させていただきました）

第 1 章

神秘のエネルギーを放射する
ブラックシリカって何だ？

I　北海道上ノ国町天の川で見つかった不思議な鉱石

◎アイヌの人たちが〝神の石〟として珍重していた

今、北海道の上ノ国《かみのくに》町天の川でしか産出されない、奇跡の鉱石ブラックシリカに注目が集まっている。遠赤外線効果とマイナスイオン効果、テラヘルツ波効果が大きな特徴だ。これらを応用して、すでに動植物の成長育成作用、土壌改良作用、消臭・抗菌作用、水質浄化作用などの多目的な作用が実用化されているわけだ。

日本海に面した函館に近い上ノ国町では、古来、アイヌの人たちが〝神の石〟として玄関脇や枕元に置き、珍重していたという言い伝えも残っているといわれる。また、江戸時代には松前藩が〝痛み取り石〟として北前船貿易で越中富山まで運び、膏薬として全国に普及されたこともあったという。

今から30年ほど前のこと、旭川在住の故佐藤昌司は知人から〝魔除けになる不思議な石〟

という、石炭のかけらのような石を1個入手した。さっそく枕元に置いたまま眠りについた。深夜ふと目が覚めたら、この黒い石が緑色に輝いているではないか！　次の日もその次の日も黒い石は輝き続けた。

昌司は驚嘆した。それが数日続いた深夜、「私を世の中に役立ててほしい」と黒い石が告げてきたというのだ。こんな話など誰も信じてくれるものではないと昌司は思ったが、日増しにこのメッセージが気になって仕方がなかった。

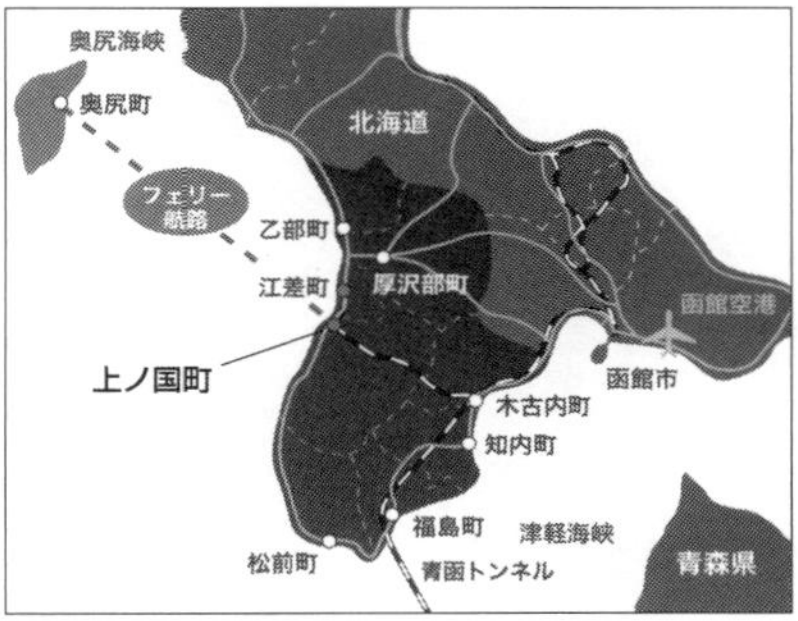

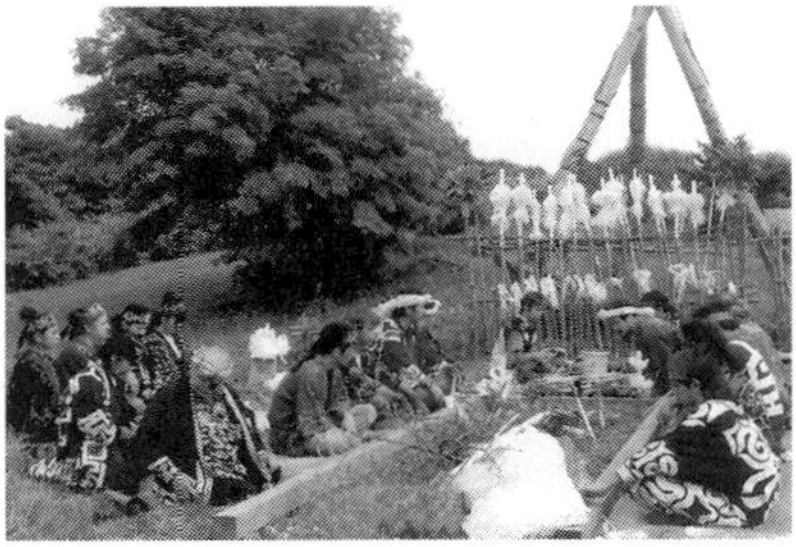

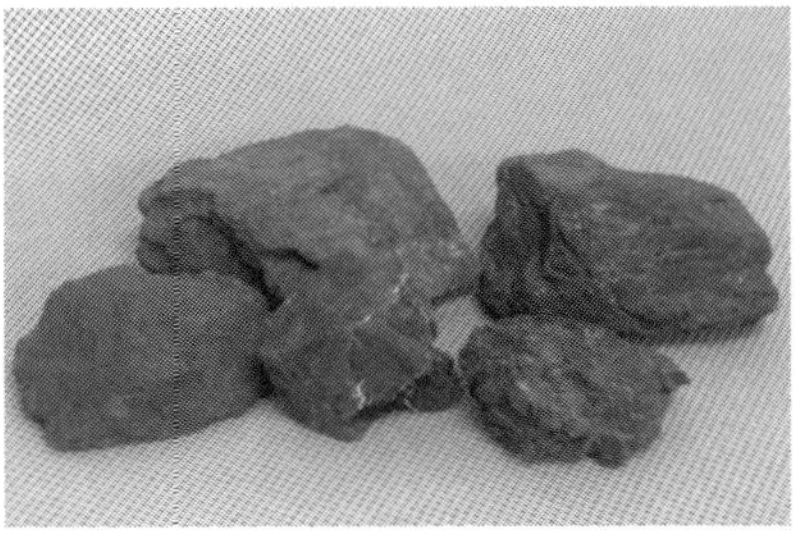

アイヌの人たちに〝神の石〟とあがめられてきたブラックシリカ

そこで、2時間かけて札幌に住んでいる弟、史郎を訊ね、この石を一緒に探してほしいと懇願した。史郎は取り合わなかったが、毎日旭川から訪ねて来る昌司に只ならぬものを感じた。そしてとうとう、2人の石探しが始まった。

当時、インターネットがあるわけでもない。全部口コミだけが頼りだった。2人は、道南地区からこの石が持ち込まれたことを知った。道南の役場や村人を訊ねたところ、誰も知る人はいなかった。しかし、忽然と現われた1人の老人が「昔、貨車に積まれて運ばれる石炭のような黒い石を見た」と言った。

詳しく話を聞いたところ、当時、軍は北の防衛線として軍用滑走路を作る必要に迫られていた。しかし、函館周辺は積雪が多く、滑走路が使えない日が多かった。そこで、飛行機を飛ばし、滑走路が作れる場所を偵察したところ、冬場でありながら道南地区のある場所だけなぜか雪が少ないことがわかった。地形的に飛行場の建設には不向きだったが、山中に雪が少ないのは黒い石のせいであることがわかった。

そこで、軍では滑走路用にこの黒い石だけを運ぶことを決めたらしい。軍事機密なので、この黒い石を密かに貨車で運び出したことから、盗難騒ぎに発展した史実が浮き彫りになった。

◎上ノ国町の神明地区は〝神の土地〟として神聖視されていた

佐藤兄弟は、この山こそ黒い石が眠る産地であることを確信した。その場所が檜山《ひやま》郡の上ノ国町だったわけだ。しかも天の川上流、その地名は何と〝神明《しんめい》〟と呼ばれる土地だったのだ。ここでは冬場に熊が冬眠することもなく、草木が熱帯のように茂っていることから、〝神の土地〟として神聖視されていることもわかった。

何という偶然。まるで〝神仕組み〟が働いたと思わせるようなシンクロ現象ではないか。

近年、上ノ国町の鉱山一帯だけが雪解けが早いため、北海道大学で調査に入ったところ、この地域にはブラックシリカが豊富に含有、赤外線が放射されていることがわかった。

学術名は『黒鉛珪石』、または過去、類似の鉱石がなかったことから『グラファイトシリカ』とも命名された。珪石に黒鉛が一体となった世界でも珍しい鉱石だ。黒鉛の仲間はダイヤモンドやアメジスト、水晶などだ。およそ数億年前、珪藻が堆積して出来たと考えられている。近年、国は法廷鉱石として採掘を禁止した。

太古、星、月光、太陽光などの宇宙エネルギーを受け、地球上に無機珪素を餌にした藍藻類シアノバクテリアが誕生した。このバクテリアが死骸となって堆積したのが珪酸土壌だ。これが長い年月をかけ、鉱石化したのがブラックシリカと考えられているわけだ。

それなら、全国、否、世界各地で見つかって良いはずだが、なぜか北海道の上ノ国町からしか産出しない。

「隕石に含有する珪素や鉄が含まれることから、隕石が落下して出来た鉱石ではないか」（ブラックシリカ原料元）という説も捨てきれない。

主成分はこの珪素（シリカ）が82％ほど含有されるほか、炭素5％、さらにチタン、二酸化鉄などの微量元素が含有される。

この石を持つと人は元気になる。水に浸けておけばクラスターが細分化し、石の中からミネラルが溶出、化学物質が分解される。

ブラックシリカの注目すべき特徴は赤外線を放射することだ。一躍、この赤外線効果が脚光を浴びることとなったのは、１９５０年から１９７０年代だ。ＮＡＳＡが「宇宙船内における人間の生存条件」について研究を行なった結果、太陽光の中で8から15マイクロメートルの赤外線が生物の存在に欠かせないことが報告された。それから俄然、赤外線を放射するブラックシリカが注目されることとなったというのだ。

◎夕張メロンの栽培農家が活用「甘さが格別なメロン」ができた

このブラックシリカから放射される赤外線が電波を反射し、レーダーに捕捉されないことから、米軍では戦闘機ステルスの表面塗装に使われているほか、スペースシャトルの船体の耐熱セラミックに使用されているとの説もある。

真意のほどは定かではないが、函館をはじめ、全国の岩盤浴では、このブラックシリカが人気だ。多くの専門家がこの不思議な石の作用に驚嘆した。その研究結果から実にさまざまな用途が見つかった。たとえば、

- 粉末を肩に塗ったら、肩こりが消えた
- 土に混ぜると農産物の生育が高まった
- 家畜の肥料に混ぜると、病気が減った
- お風呂に入れたら、温泉効果が得られた
- 下水道の臭いが消えた
- コンクリートに混ぜると粘着性と硬度が増した
- ガソリンタンクに塗ると燃費効率が上昇し、排ガスが減った

といったことが確認された。

現在、数種類の鉱石や人工的な化学合成物質を焼成したセラミックが開発され、赤外線グッズが巷を賑わしているが、このブラックシリカは、天然鉱石のままで前出のような作用が認められているわけだ。

数年前、北海道文化放送が〝不思議なパワーを持つ黒鉛珪石〟として特集したことがあった。番組で紹介されたのが『夕張メロン』の栽培農家だ。この農家では、ビニールハウス内の土壌に2ミリ玉ほどのブラックシリカを埋設し、夕張メロンを育てた。すると「虫がつきにくい」「苗の成長が早い」うえに、「格別な甘さ」のメロンが獲れたというのだ。

通常、夕張メロンは苗1本に5個の実をつける。そこで4個を捥《も》ぎ、残した1個に栄養を集めて収穫する。ところがブラックシリカの玉を入れ土壌改良を施したら、5個全部を収獲できたという話もある。これだと農家の収入は5倍に増える。まさしく救世主的な農業資材といえる。

この他、この番組では2年間、水を変えない水槽で元気に泳ぐグッピーも紹介、水質浄化作用を報じた。また、沖縄の八重山農業高校では、畜産場のし尿処理用としてブラックシリカ球を浄化槽に入れた。従来の木炭などと比べ臭いと色が消え、水は驚くほど透明になった。この水槽で金魚が元気に泳いでいた。この水をゴーヤ栽培の水やりにも使用したところ、成長が早く、味覚が向上するというのだ。

番組の最後に北海道大学の荒磯教授が、「遠赤外線効果」と「酸化還元反応」によってダイオキシンや塩素などの化学物質が分解され、水質浄化に素晴らしい働きがあると述べた。

このダイオキシンの分解効果については、紋別の研究プラントでブラックシリカなどを詰めた反応槽に排煙を通過させる試験を行なった。その結果、ダイオキシン濃度が100分の1に減少することが証明された。ブラックシリカには、まさしく冒頭で述べた植物育成作用や消臭・抗菌作用、土壌改良作用などのほか、化学物質の分解作用まであることが証明されたわけだ。

Ⅱ テラヘルツ波の共振・共鳴現象がソマチッドを活性化する

◎常温で98%の遠赤外線放射率を誇る

ブラックシリカにこうした多目的作用があることが瞬く間に道内に広がり、数社の建設会社が原石を購入し、さまざまな製品開発を行なったようだ。まさに佐藤昌司の枕元で告げてきた「私を世の中に役立ててほしい」とのお告げが結実したわけだ。

この鉱石を資材に活用するだけでなく、粉末化し不織布や繊維などに練り込み、シーツやインソール、腰痛ベルト、サポーターなど実にさまざまな製品が生み出され、人気を博しているようだ。

ブラックシリカの特長の一つが赤外線効果であることは前述した通りだが、その放射率は常温で黒体に近い98%という理想的なものであることが北海道工業試験所の分析でわかった。

一時期、電気石トルマリンが脚光を浴びたことがあったが、トルマリンは圧力や熱などの負荷をかけないと遠赤効果を発揮しないというデメリットがあった。おそらく、常温で98％もの放射率を誇るブラックシリカは世界一といえるのではないだろうか。

北海道大学の阿部寛教授の研究を要約すれば、

「ブラックシリカは80％以上の二酸化珪素（SiO_2）と６％前後の炭素（C）を含有しており、この炭素の周りを弱い結合をもった二酸化珪素が分布している。この炭素と炭素間の結合も弱く、炭素の電子はホッピングと呼ばれるメカニズムで、炭素原子間を飛び移る運動をしているので、常温でもわずかな電気伝導率をもっている。この炭素原子が外部から熱エネルギーを吸収すると、大きな振幅の振動を行なって、外部に光を放射する特性をもっている」

というのだ。こうしてブラックシリカの赤外線放射作用のメカニズムはこのように推論されたのだ。

ブラックシリカを敷いた岩盤浴では、この赤外線放射作用による温泉効果やデトックス作用などの健康増進効果を享受できていたわけだ。

◎NASAは4から14マイクロメートルの波長を『生育光線』と名付けた

ブラックシリカの作用として、近年の研究でもっとも注目されたのが、テラヘルツ波が放射されていることだ。テラヘルツ波とは、1ミリメートル以下で周波数が1ヘルツ（10の12乗）から100ヘルツ（10の14乗）、毎秒1兆回から100兆回振動するという周波数帯の電磁波のことだ。波長でいえば、3マイクロメートルから1000マイクロメートルの超遠赤外線の波長領域だ。

宇宙空間は100年来、真空と思われてきたが、実際には電波や赤外線、紫外線、X線などの電磁波のほか、中性子や陽子、クオークやニュートリノなどの素粒子が無数に飛び交っていることがわかってきた。

驚いたことに本書執筆中に東大宇宙線研究所の梶田隆章教授に「ニュートリノの質量を観測した」業績で2015年ノーベル物理学賞が授与されるニュースが飛び込んできた。これまでニュートリノには質量がなく、幽霊の存在のように考えられていたのだが、微量ながら実体を持っていることがわかった。

この宇宙空間は真空どころか、実にエネルギーが充満していることがわかったわけだ。宇宙空間に何もなく「無の世界」であり、真空だったら地球上に生物など誕生しようもないではないか。

電磁波は波長の長い順からいえば、ラジオに使われる超短波やFM波といった短波や長波などのラジオ波、次に携帯電話や電子レンジなどに使われるマイクロ波、さらに波長が短い赤外線、可視光線、紫外線、X線、γ線の順となる。

波長の短い紫外線やX線に長時間曝《さら》されると、細胞の結合が破壊され、ダメージを受けるほか、大量の活性酸素が発生することがわかっている。この活性酸素が遺伝子を損傷したりし、細胞のコピーミスを侵すことで、ガン発症の元凶となったりするわけだ。

赤外線は遠赤外線、中赤外線、近赤外線に分類され、このなかで産業用に使われてきた波長が２・５マイクロメートルから30マイクロメートルの領域だった。現在は、人体に有益な波長は可視光線から遠赤外線を含むテラヘルツ波までと考えられている。

そのなかでも波長が４から14マイクロメートルの領域が

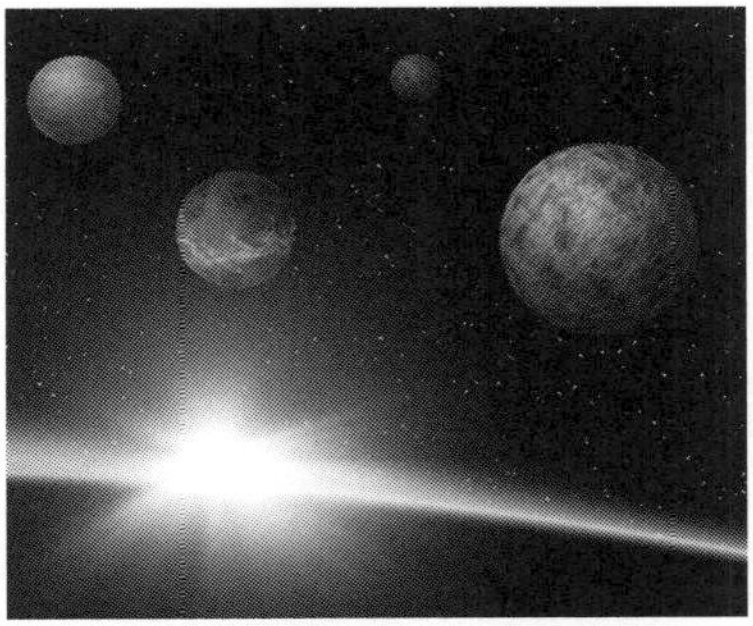

エネルギーが充満している宇宙空間

NASAによって動植物の生育に無くてはならないことが明らかにされ、『生育光線』と名付けられたわけだ。太陽エネルギーを吸収したこの超高率の活性波動が動植物の細胞分子に共鳴現象を引き起こし、人体の血液や細胞そのものを活性化、生命力を喚起するというメカニズムが考えられるのだ。

ちなみにテラヘルツ波の周波数は1兆（10の12乗）ヘルツから100兆（10の14乗）ヘルツだが、電子レンジや携帯電話などのマイクロ波は、10億（10の9乗＝1ギガ）ヘルツで、蛍光灯や殺菌に使われる紫外線は1000兆（10の15乗＝1ペタ）ヘルツ、レントゲンで使われるX線は1京（10の16乗＝10ペタ）ヘルツという単位だ。

したがって、10の乗数が増えるにつれ波長が短い波になり人体に損傷を与えるようだ。テラヘルツ波のように波が細かければ細かいほど、細胞に優しく、即効性があるといわれる。この波を出す波動系の製品が、かつて人気を集めた水晶ネックレスやタキオンブレスレットなどだ。

近年ではテラヘルツ波を照射する技術が進歩し、すでに飛行場の手荷物検査などのセキュリティ分野で実用化されているほか、健康医療分野でも注目されるようになってきた。

『電磁波の種類とテラヘルツ波』

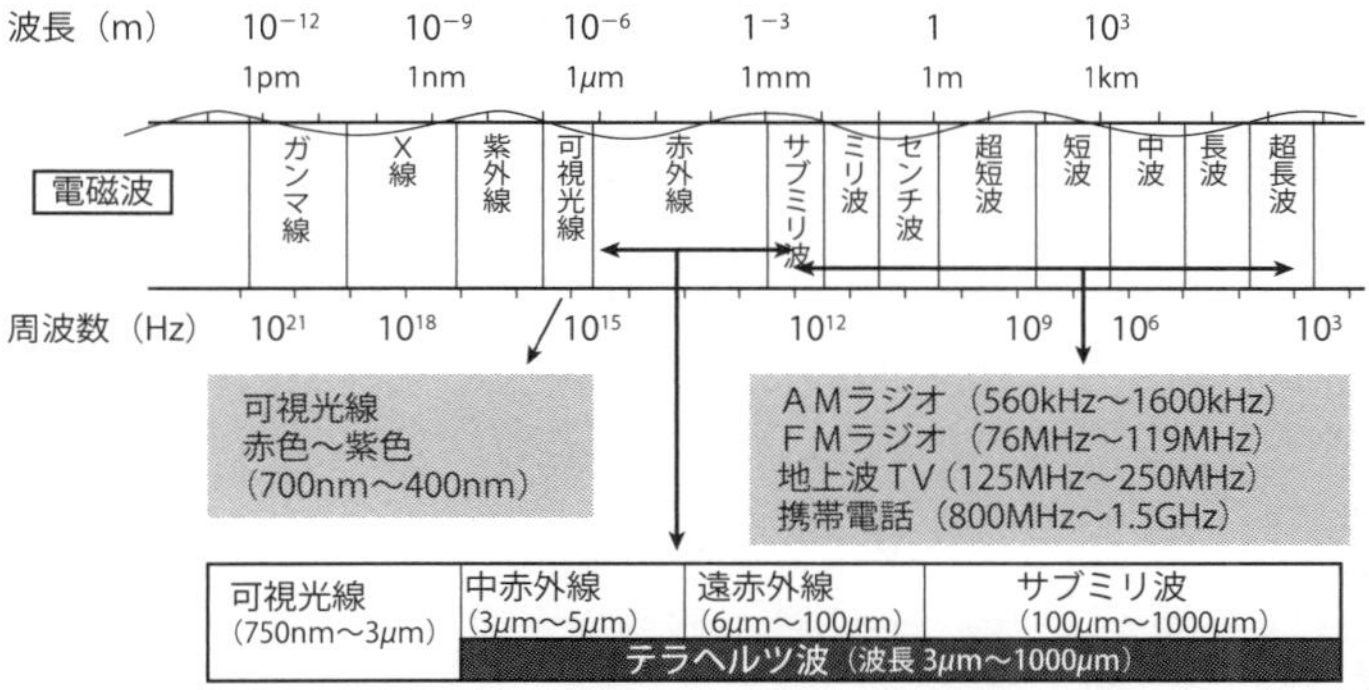

	周波数		電磁波の種類	利用状況
10^{8}	100M（メガ）	1億Hz	極超短波	ＵＨＦ地上波テレビ
10^{9}	1G（ギガ）	10億Hz	マイクロ波	電子レンジ 携帯電話
10^{10}	10G（ギガ）	100億Hz	ミリ波	レーダー
10^{11}	100G（ギガ）	1000億Hz	サブミリ波	
10^{12}	1T（テラ）	1兆Hz	テラヘルツ波 遠赤外線	
10^{13}	10T（テラ）	10兆Hz	中赤外線	
10^{14}	100T（テラ）	100兆Hz	近赤外線 遠赤外線	赤外線カメラ 通信
10^{15}	1P（ペタ）	1000兆Hz	紫外線	蛍光灯　殺菌
10^{16}	10P（ペタ）	1京Hz	エックス線	レントゲン
10^{17}	100P（ペタ）	10京Hz		
10^{18}	1EH2（エクサ）	100京Hz	ガンマ線	

テラヘルツ波は３〜1000μｍの超遠赤外線領域の波長を持ち、１時間に10の12乗から10の14乗振動する

『なぜこれほど多くの病と不調が【テラヘルツ量子波エネルギー】で消えてしまうのか』（ヒカルランド）

◎レイモンド・ライフ博士は固有の周波数帯がガンを消滅させることを掴んでいた

このテラヘルツ波の医療分野での応用研究は古く、1930年代、米国のレイモンド・ライフ博士という医師がガンの治療で途方もない成果を出していた。

ライフ博士は電磁波の周波数帯を調べ、ガン治療に効果的な周波数を見出していた。ここで活躍したのが1万倍以上に拡大できる高倍率顕微鏡だった。特定の周波数であらゆる病原菌や細菌を破壊できることを掴んでいたというのだ。これがテラヘルツ波らしいのだ。

博士は、カリフォルニア大医学部から、転移した末期ガン患者16人を提供してもらい、この周波数発生装置を使い臨床試験を行なった。その結果、何と16人中12人を2カ月半で治してしまった。残り4人は半年かかったが、これも治してしまった。早い話が16人中16人を治すという快挙を達成したという。そこで、ライフ博士は医療に貢献できることを確信、この奇跡的な臨床論文を医学雑誌に投稿したのだ。

しかし、これが悲劇の始まりとなってしまった。あまりにも簡単な装置で末期ガンを治してしまったため、医師会や製薬会社、行政から恨みをかってしまったのだ。何者かが自宅に侵入し、この高倍率顕微鏡は破壊され、自宅も放火された。そのうえ、刑務所に収監されるという悲劇に見舞われてしまった。

こうした妨害を受けたライフ博士は絶望の中で廃人になってしまったというのだ。どうやら、ある周波数帯がガン細胞を消滅するという革命的な発見を掴んでいたようなのだ。残念ながら、この快挙は闇に葬られてしまったわけだ。

◎永遠不滅微小生命体〝ソマチッド〟が自然治癒力を喚起する

前項でブラックシリカの遠赤外線放射率は98％という理想黒体に近い世界最高レベルの鉱物である可能性が高いことを述べた。実は、ブラックシリカにはもう一つ注目すべき働きがあった。それは、生命科学史上最大の発見といわれる永遠不滅生命体〝ソマチッド〟を活性化し、生命活動を根本から活性、自然治癒力を喚起、免疫力を高める働きがわかって来たのだ。

この永遠不滅生命体ソマチッドの神秘を探求すると驚くべき生命の神秘が見えてくる。

ソマチッドとは、カナダ在住の生物学者ガストン・ネサン博士によって命名された、地球上でもっとも極小の生命体のことだ。今から50年ほど前に血中から発見されたもので、これを取り出して200℃、300℃、1000℃の高熱をかけようが、紫外線を照射しようが、強酸性、強アルカリ性下に置こうが死なない。ダイヤモンドでも切ることは不可能。1000年、2000年、10万年、1000万年、否、1億年だろうと生きている有機生命体であり、多くの研究者が「この微小生命体の活性化こそが生命力の源である」と推論しているのだ。

北海道の八雲地方では1500万年から2500万年前に隆起した土壌にニシキ貝という二枚貝の風化貝化石が含まれることが発見されている。この風化貝化石中に大量のソマチッドが含有されることがわかったのだ。また、宮崎県高千穂には5億年前の岩石が見つかっているのだが、この岩石中にもソマチッドが無数に蠢動《しゅんどう》しているはずだ。太古、地球上は珪藻の死がいが堆積した珪酸土壌で蔽われていたからだ。

こうした太古の土壌や鉱石に含有されるソマチッドは5~6マイクロメートル前後、赤血球の100分の1という極小生命体だ。そのうえ、細胞核も遺伝子DNAも持っていないので、これまで現代医学が認めてこなかった理解不能な有機体だ。

健康で元気な人や、生命力の高い旬の野草や農産物、さらには数千万年前の土壌でもソマチッドが蠢動していることがわかっている。健康を害している人の血中にはソマチッドがバクテリア状に変形していたり、ソマチッドそのものがあまり観察されなかったりすることが多い。

実は、前述したライフ博士が高倍率顕微鏡を使い、血中で発見していた生命体も、赤血球の１００分の１ほどの生命体だったのだ。

フランスの生物学者ネサン博士もまた、生きた標本を３万倍に拡大できる〝ソマトスコープ〟という、世界で一台しかない高性能顕微鏡でこの謎の生命体ソマチッドの観察に成功していたのだ。

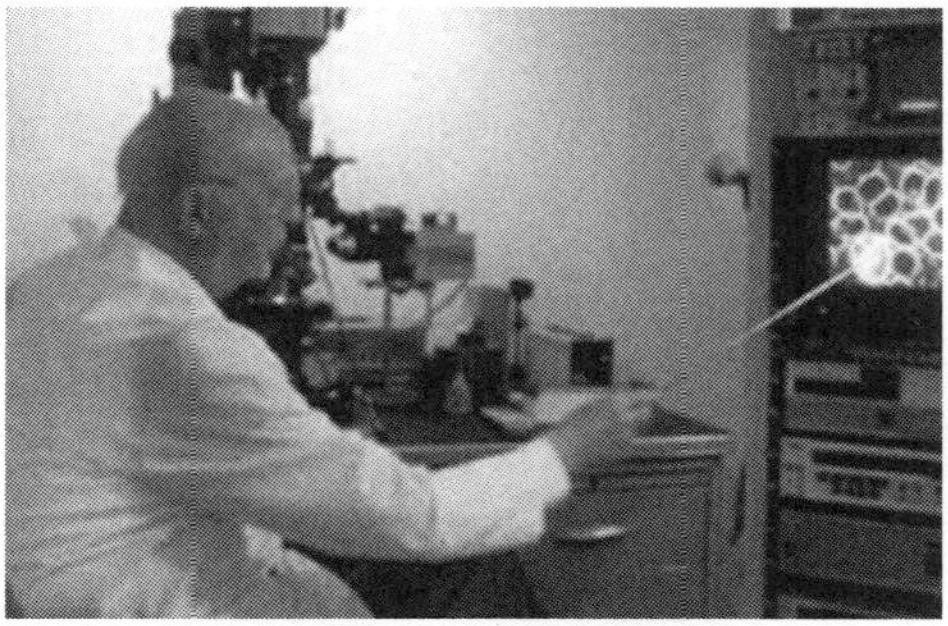

ソマチッド研究の先駆者ネサン博士

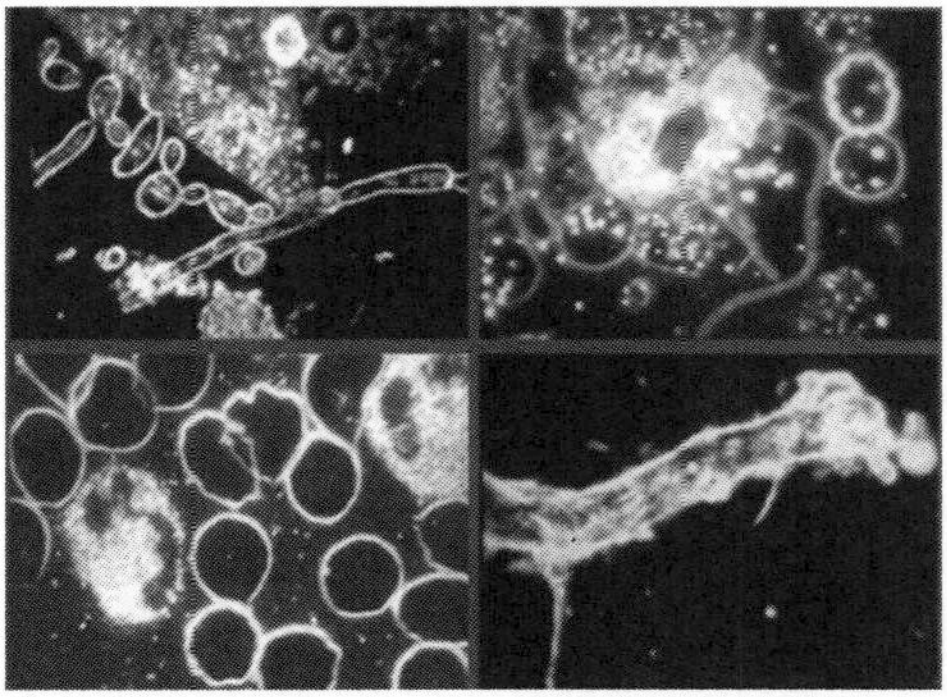

免疫が低下するとソマチッドはバクテリア状に変化する !?

『ソマチッドと714Ｘの真実』（Ｅｃｏクリエイティヴ）
©稲田芳弘

さらに博士は、ソマチッドが豊富に含まれる東洋の楠木から抽出したエキスを主原料にした薬剤を開発、1000人ほどの末期ガン患者に投与した。その結果、750人ほどに治癒または延命が見られ、その有効率が75％という驚異的な数値をあげた。むろんのこと、患者の血中では大量の正常なソマチッドの蠢動が見られた。

それにもかかわらず、ライフ博士と同様に、フランスの医師会や製薬業界の圧力に遭い、国外追放の処分を受けてしまったのだ。その治療薬がすぐれた効果があるにもかかわらず、あまりにも格安だったからだ。

◎既得権益を脅かす発見や発明は行政と巨大資本から妨害される！

国外追放となったネサン博士は、フランス語圏のカナダに移住を余儀なくされたわけだ。ここで再度診療所を設立し、ガン患者の救済を開始した。ところが、ここでも医師会と製薬業界、行政の妨害を受けた。治療中に1人だけ亡くなった事例をもって「殺人罪」という汚名を着せられ逮捕、その日に拘置されるという異常な事態となった。

しかし、ネサン博士によって命を長らえた数多くの一般市民や有識者が、ネサン博士を救済すべく立ちあがった。これはカナダ全国を二分する大騒動に発展したが、著名な医学博士や患者たちの懸命の嘆願によって、無罪を勝ち得ることができた。

とはいえ、ネサン博士が多くのガン患者を救ったガン治療薬は、抗ガン剤治療に広く活用されるものではなく、末期ガンの治療法がない場合に限り、使用を許可するという、条件付きで認可された。これでは、せっかく開発された治療薬で多くのガン患者を救うことはできない。

現在、ネサン博士は80歳代となり、このソマチッドの研究を続行しているのだが、未だに行政や、巨大な抗ガン剤市場の既得権を独占する製薬業界から妨害を受けているらしいのだ。素晴らしいガンの特効薬、または難病を改善する素晴らしい技術が必ずしも世の中に受け入れられるとは限らないのだ。

こうした医療や石油、原発、食糧、農薬にいたるまで、ロスチャイルドやロックフェラーなどの国際金融ユダヤ資本が既得権益を支配しているからだ。これらをスポンサーにした政治家が暗躍することは海外でも日本でも同様な構図だ。大企業は、もはやこのユダヤの秘密結社の息がかかってしまっているようだ。原発再稼働に賛成しているその多くは大企業だ。

◎腸管造血論を説いた千島喜久男博士の慧眼

初めて、この永遠不滅生命体ソマチッドを知る人は「そんな馬鹿な！　そんな永遠不滅生命体なぞ存在するはずがない！」と思うはずだ。しかし、この生命体はクリストファー・バードの『完全なる治癒』（徳間書店）で20年ほど前に紹介され、その後、日本からも複数の著名な医師たちがカナダを訪れた。そしてネサン博士のソマトスコープで、血中に蠢動するソマチッドを目撃し、衝撃を受けて帰国しているのだ。

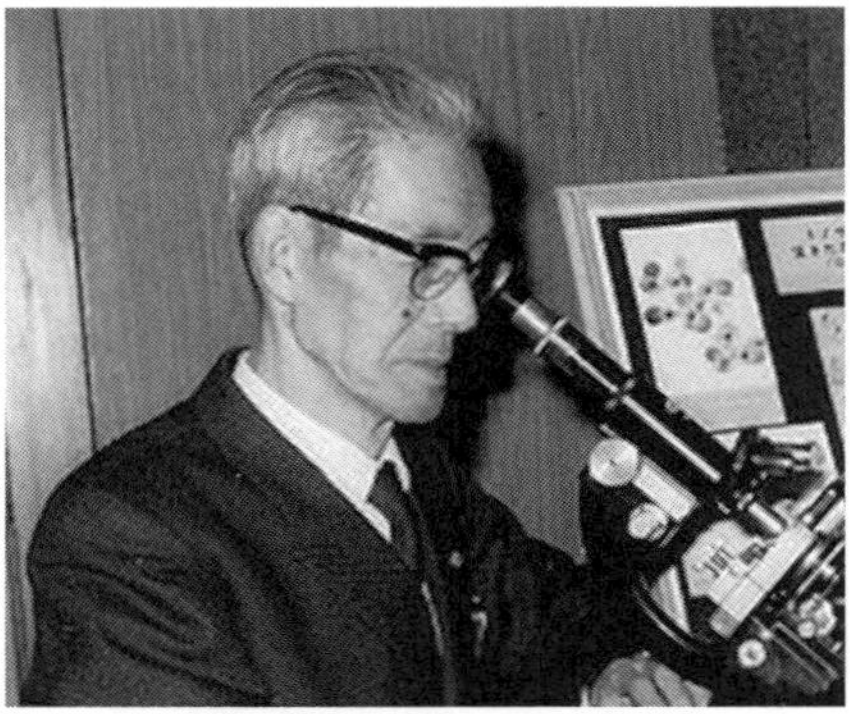
故千島喜久男博士（新生命医学会／神性HPより）

　ネサン博士が東洋に自生する楠木を主原料にした薬剤を開発したことは先述したが、この抽出物は『714X』と命名され、アメリカでは末期ガンの治療薬として認可され、日本でも著名なクリニックで自由診療として活用されているわけだ。

　かつて、40、50年前、日本でも故千島喜久男医学博士が、血液が腸管から作られるという有名な『腸管造血論』、あらゆる組織細胞は赤血球から作られるとする『赤血球分化論』を発表し、国を揚げて喧々諤々《けんけんがくがく》の議論が沸き起こったことがあった。そして、「食べ物こそが腸管で細胞の栄養源となり、生命の根源はこの栄養源で左右される」ことをこの天才学者は説いた。

「健康を左右するのは、その人が何を食べたかで決定され、あらゆる組織細胞が赤血球から造られる」とした。ここから食養生が生まれたわけだが、当時、否、今日でも「細胞は細胞分裂によってのみ増殖する」とするウイルヒョウという19世紀に君臨した帝王のような学者の説が医学界の定説になっているのだ。このため遺伝子ＤＮＡも持たない「赤血球があらゆる組織細胞の源である」とする千島学説は無視されてしまったのだ。

◎ソマチッドが豊富な旬の野草や野菜を摂ると自然治癒力や生命力が喚起される！

ソマチッドとブラックシリカなどの鉱石の研究を20数年前から続ける東学《ひがしまなぶ》工学博士は、ネサン博士のソマチッド説をさらに発展させた。東博士もまた、位相差顕微鏡という微小生命体を捉えられる顕微鏡を使って分析を続けた。

春先、芽を出したヨモギ、スギナ、また、柚子やカボチャなど、無数の旬の野草や野菜、それから玄米、白米、味噌、鉱物などを微粉砕し、水溶液に溶かしたのをプレパラートに乗せ、位相差顕微鏡で1000件以上、観察したのだ。

「その結果、旬の野草や野菜ほどソマチッドの蠢動が多く見られたのです。また、玄米の胚芽やカボチャの種子にはソマチッドが多く見られた他、玄米や白米を炊いたのも調べましたが、炊いた後でもソマチッドの量にさほどの変化は見られませんでした。また発酵食品の代表である味噌汁からもソマチッドが大量に蠢動しているのが観察されていますので、これらを摂ることで体内ソマチッドを増やせ、健康増進に効果的といえるのです」（東学工学博士）。

こうしたことからもソマチッドと健康の関係が実証されたわけだ。さらに東博士は、健康体の人と、ガンで余命三カ月と診断された人のソマチッドの状態も測定した。その結果が46頁の写真①と②だ。①の丸い正常な赤血球の周りにある小さな無数の粒子がソマチッドだ。赤血球が真ん丸なので、酸素や栄養素が毛細血管を通って末梢の組織細胞に運ばれるわけだ。

これに対し、②は余命三カ月と宣告された50代男性の血中の画像だ。変形した楕円状のソマチッドが多く見られる。また、白い斑点状のガン細胞にソマチッドが集中しているのがわかる衝撃的な画像だ。

東博士によれば、「これが、ガン細胞がソマチッドに攻撃されている状態です。本来、ソマチッドが多く見られる環境下ではガン細胞は少ないのです。この患者に麦飯石やシラス台地の火山灰を練り込んだ赤外線が放射される特殊な炉に入ってもらい、ソマチッドを活性化したのです。さらに、ソマチッドを豊富に含む水溶性珪素水や酵素を摂取してもらい

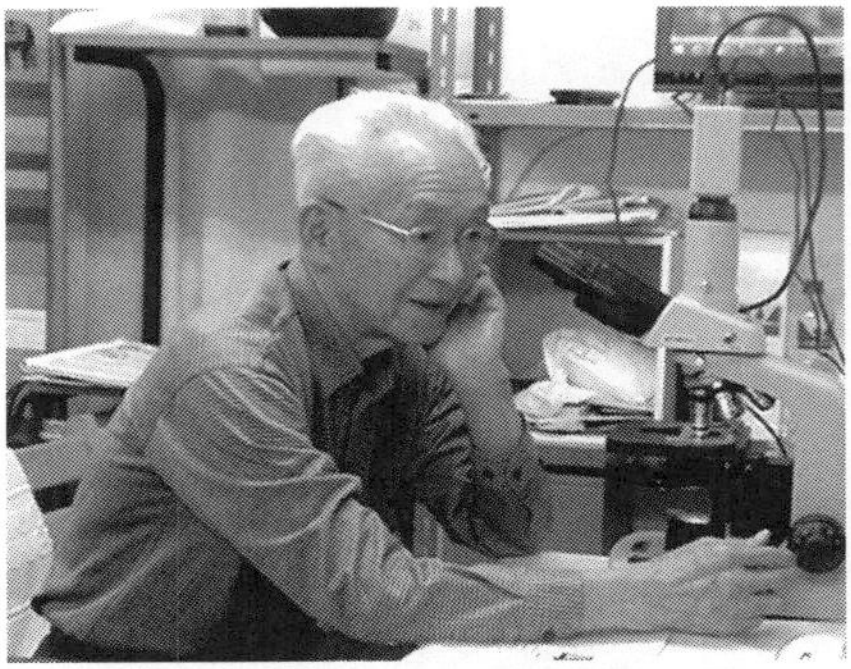

1000件以上検体を分析した東学工学博士

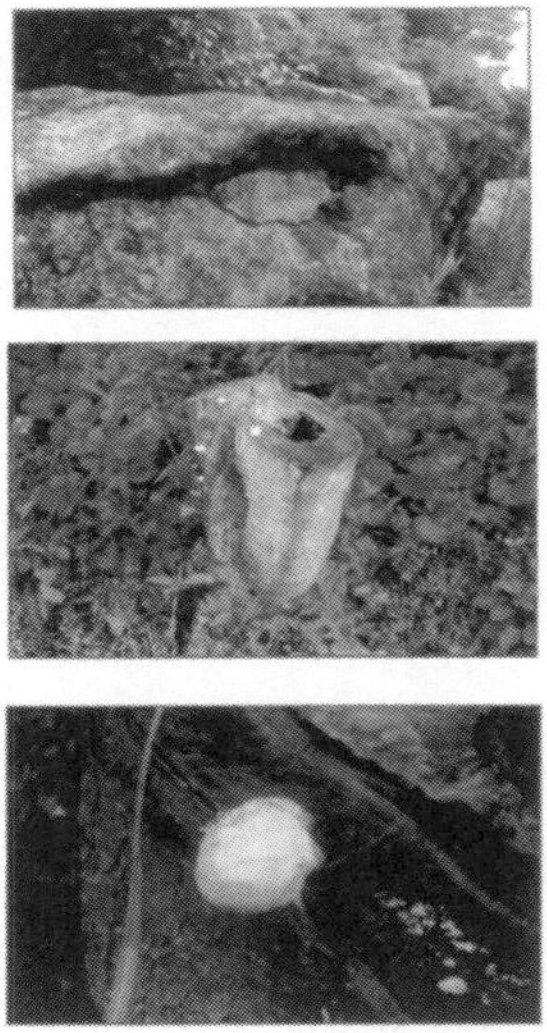

倒木や枯木に芽吹いた茸など、いずれもソマチッドの蠢動が見られた

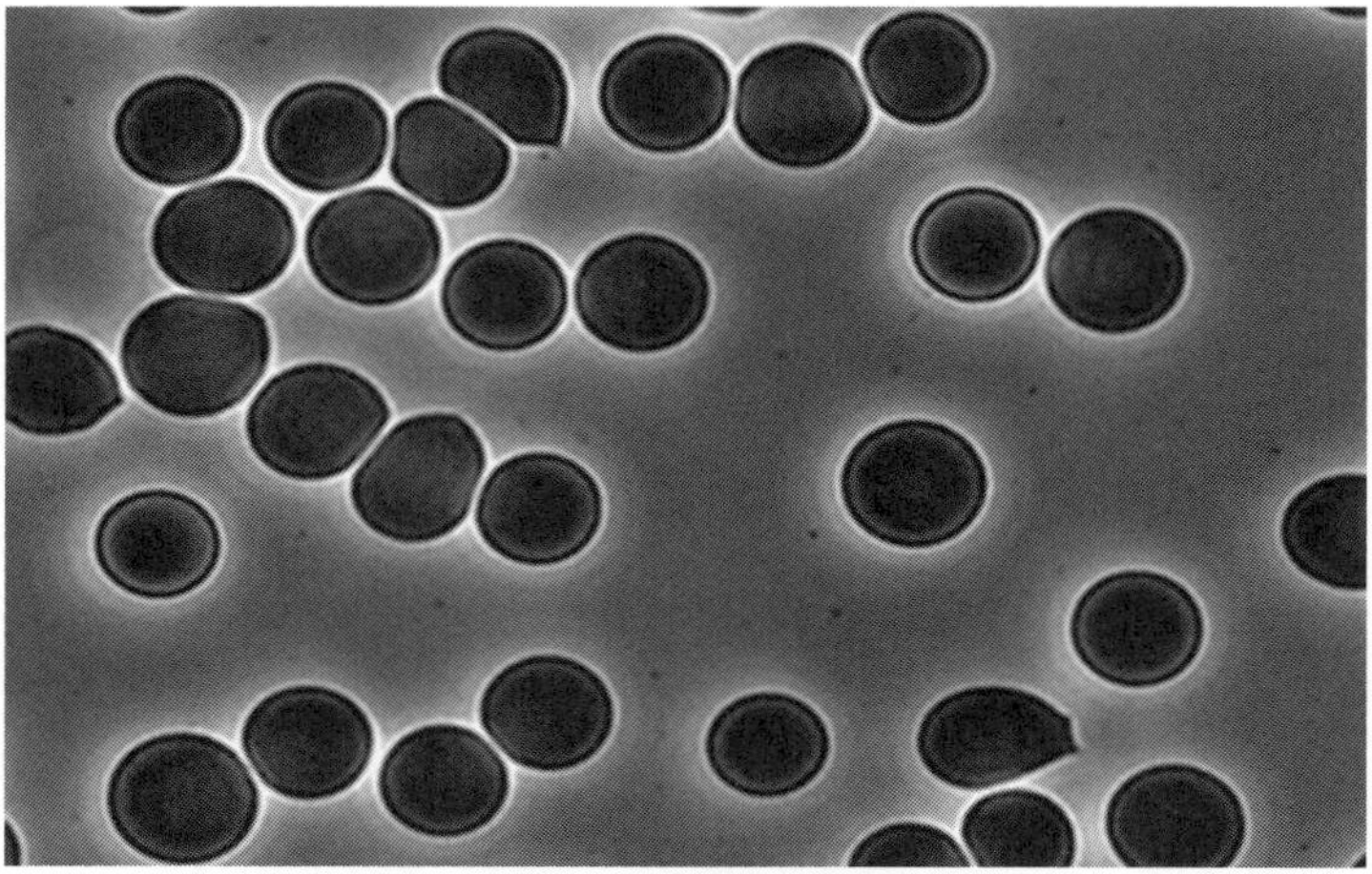

① 大きくて丸いものが赤血球。小さな微量子がソマチッド（赤血球の100 分の 1 ほど）

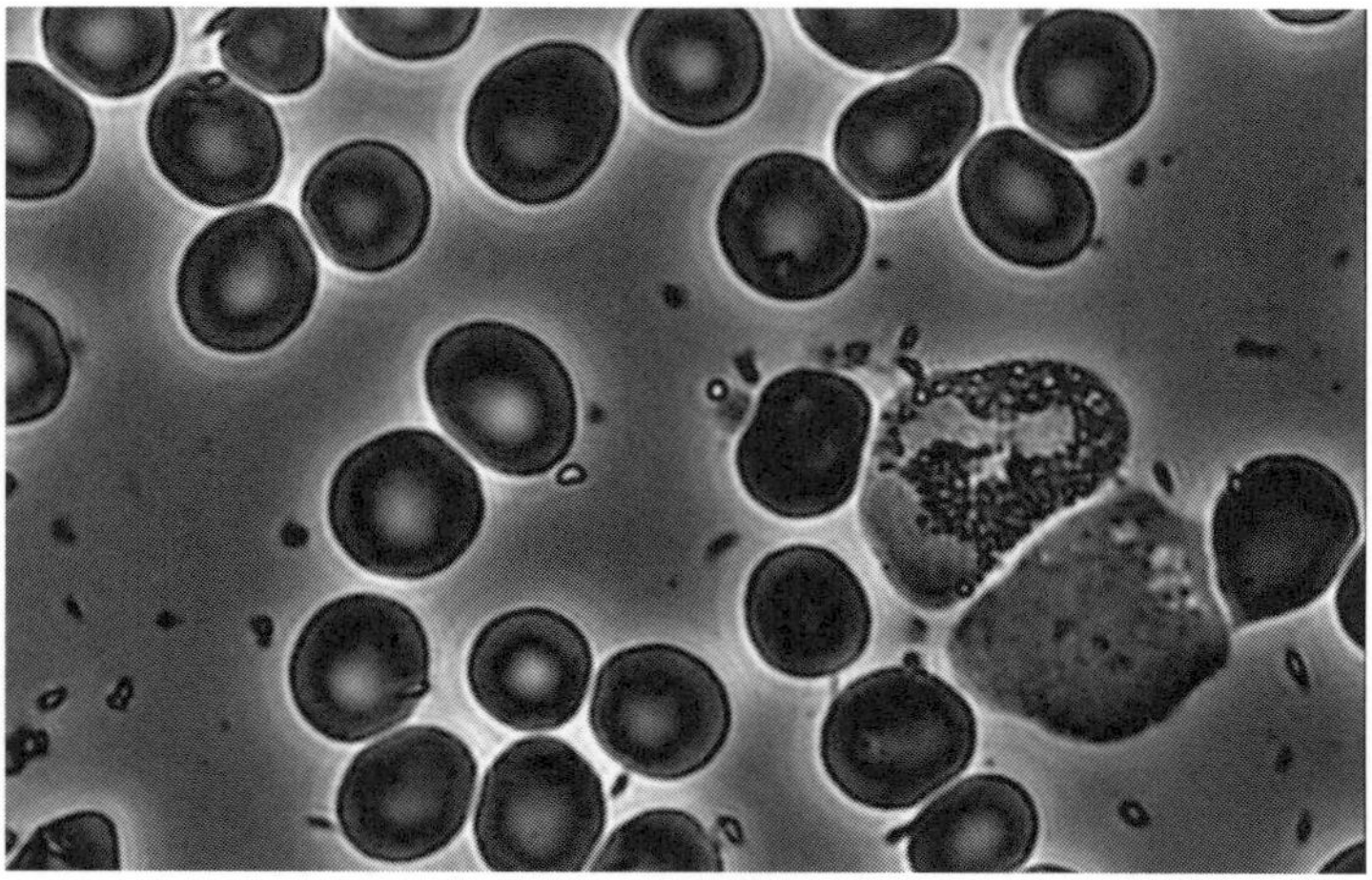

② ソマチッドの形状が異常で、ガン細胞内にソマチッドが集中 !?

（東学博士提供）

『血液中のソマチッドを挙動させる力の仮想図』

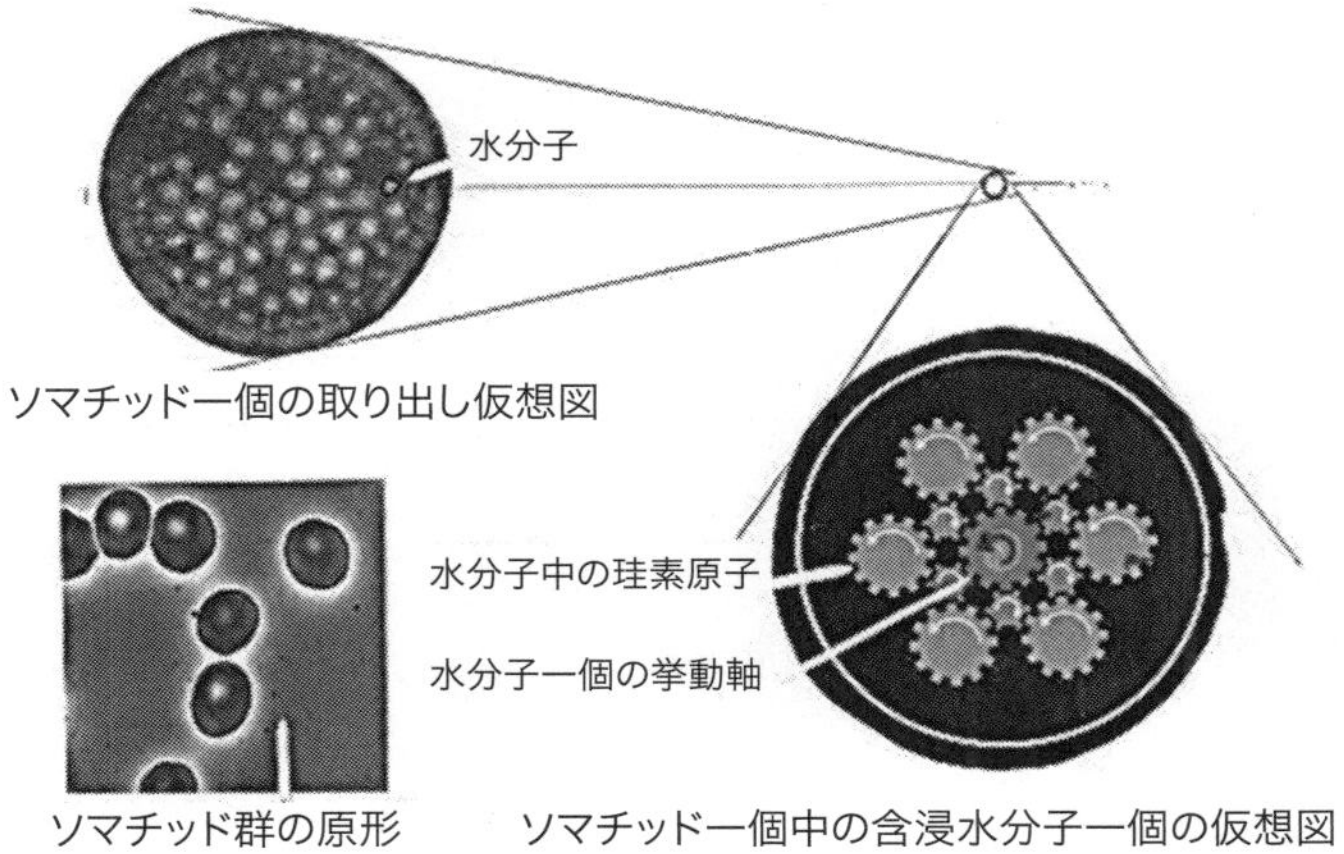

（東学博士提供）

ました。この患者さんは今では健康を回復し、元気に暮らしています」ということだ。

微小有機生命体ソマチッドは体内にある珪素原子を抱き込み、これに赤外線エネルギーが照射されると、ソマチッドが励起し、マイナス電子を発生する。そして、**このマイナス電子のエネルギーこそが赤血球や白血球、及び細胞内に働き、自然治癒力を増大させるのではないか**と東博士は考えた。この見解は、世界でおそらく初めてではないだろうか。

ガン消滅のメカニズムとは、「血中の細胞内のソマチッドに赤外線が照射されると、ソマチッドが活性化し、その内部に抱き込まれている珪素原子がマイナス電子のエネルギーを放射することによってガン細胞は正常化する」

というものだ。

もし仮に、世界の科学者が「心臓を動かしているのは何者か。そのエネルギーは何か」と問われたら、いったい何人の科学者が答えられるだろうか。東博士の仮説は、「DNAの情報を持ったソマチッドが体内で赤外線を浴びることで、ソマチッドに抱き込まれた珪素原子からマイナス電子のエネルギーが放射されて細胞がエネルギーをもらう。その結果、**心臓をはじめとする各種臓器と器官、そして赤血球や白血球など組織細胞すべては、このマイナス電子のエネルギーで動かされている**のです」というのだ。

ソマチッドに抱き込まれた珪素原子が赤外線を照射されることで放つ電子エネルギーこそが生命の根源というわけだ。赤外線の放射率が98%というブラックシリカが、すぐれた生命を活性化する作用を示す根拠もここにある。

◎ソマチッドはDNAの前駆物質で生命が分化した最初の形態!?

こうした温熱療法及び赤外線療法の施術後、ソマチッドが活性化、または増殖するケースは、東博士だけでなく多数の先端の医療現場からも報告されている。結論を先に言えば、いずれの場合も「血中にソマチッドが少ないか、または変形しバクテリア状になっていることが見られる場合、重篤な症状を抱えているケースが多い」というものだ。

また、ソマチッドが減少した環境下でガンを発症した場合、赤外線を照射してソマチッドを活性化し、さらに豊富な水溶性珪素水や旬の野菜などを摂ったりすることでガンは克服できることもわかってきた。

どうも、体内のソマチッドが自然治癒力や生命力を喚起し、免疫力を正常化しているようなのだ。前出のネサン博士が数々の試験から導き出した結論は、「ソマチッドはＤＮＡの前駆物質であり、生命が最初に分化した具体的な形態であり、史上最小のエネルギーのコンデンサーである」というものだ。

30数年前に細菌やウイルスが侵入しないよう密封したフラスコ内に、ラットの肉片を数センチ入れ、そこに培養したソマチッドを入れて窓

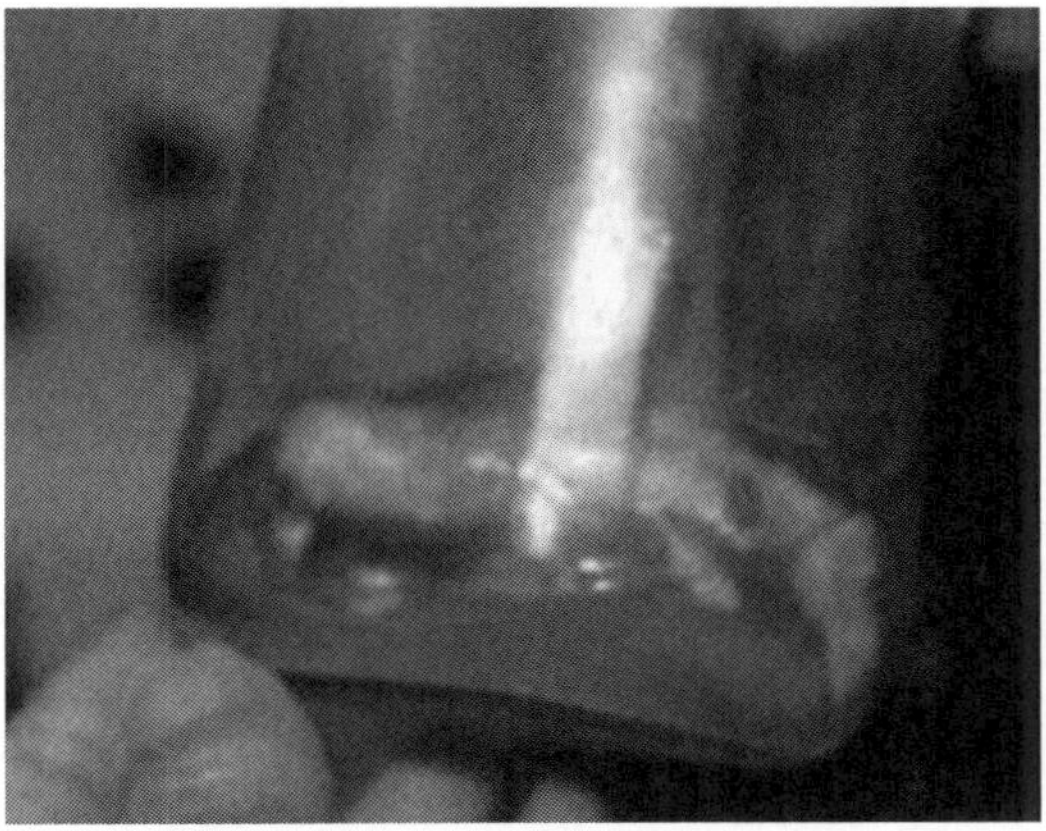

30年以上経った今でもソマチッドを入れたラットの肉片が成長し続けている！　（©稲田芳弘）

辺に放置する実験を行なった。このフラスコ内に作用したのは窓辺から流入する太陽光だけだったのだ。

その結果、通常ならこのフラスコ内の肉片は腐るか、ミイラ化するかどっちかなはずだ。しかし、腐るどころか、まるで命が宿っているかのようにこの肉片は年々成長し続けているというのだ。それは30年経過した今でも変わらない。

近年、このフラスコ内の肉片をネサンの研究所に視察に行った前出の数人の医師たちが実際に目撃してきたわけだ。この肉片を成長させているのは正しく太陽光とソマチッドのみしか考えられないのだ。このことからも「ソマチッドは、史上最小の生命のコンデンサー」と結論づけられたわけだ。

ソマチッドの正体を明かした『完全なる治癒』が刊行された際、著名なランクロット医学博士は「ネサンのソマチッドは今世紀最大の発見である」と絶賛した。また、今日では細胞核の中にあるＤＮＡが遺伝情報を持っていることが常識となったが、「**ソマチッドの発見はＤＮＡの発見にも劣らないノーベル賞級の大発見である**」との賛辞が多くの研究者からも寄せられているのだ。

このソマチッドの最新研究については、拙書『超微小《知性体》ソマチッドの衝撃』（ヒカルランド）で詳しく記したが、ネサンが結論づけた「ソマチッドはＤＮＡの前駆物質である」と考えれば、前出の千島博士の「あらゆる組織細胞は赤血球から分化する」という学説は、医学的にも整合性を帯びてくるのだ。前出の東博士の仮説によっても『赤血球分化論』が補完される。

赤血球にＤＮＡ情報を与え、組織細胞を生み出す根源はこの永遠不滅生命体ソマチッドの存在だったと考えられるのだ。

◎ブラックシリカは人間の意志と共鳴共振現象を引き起こす

こうした研究から考えられることは、上ノ国町神明天の川でしか産出しない〝神の石〟ブラックシリカは、人間の意志と共鳴共振し、謎の微小生命体ソマチッドを活性、遺伝子ＤＮＡをスイッチオン！　し、自然治癒力と生命力を喚起するというメカニズムだ。

敏感な人なら、上ノ国町神明天の川でしか産出しないこの石の4、5センチ四方に手をかざして意識を集中すると、手の平にジーンとエネルギーが流入してくるのを体感できる。気功家やヒーラーなら、大脳の視床下部にエネルギーが流入し、心地よいリラックス感を感じ取ることができる。簡単に言えば、あなたが治りたいと強く念じれば念じるほど、その思念が石と共鳴し、共振現象を起こして自然治癒力と生命力が喚起するというわけだ。

この作用をもたらすのが、ブラックシリカから放射される三次元を超える赤外線およびテラヘルツ波エネルギーといえる。しかし、残念ながら、ニュートン力学を絶対視する三次元レベルの世界観でこのことを理解するのは難しい。ブラックシリカから放射されるエネルギーは、三次元レベルを超えた量子物理学の世界を探求することでしか見えてこない多次元エネルギーなのだ。

この多次元エネルギーの正体とは、まさしくクオークやニュートリノなどの素粒子だった。この素粒子が時空を超え、超光速でテレポーテーション（瞬間移動）していることは2013年8月、東大大学院工学系グループが世界で初めて証明したことで裏付けられている。ブラックシリカから放射されるエネルギーは、時空を超え、超光速でテレポーテーション現象を引き起こすようなのだ。

Ⅲ　阪大医学部付属病院関連施設で褥瘡改善効果を確認

◎兎の耳の毛細血管を2、3分で拡張した

今日、怖れられている病は、死因のワーストスリーに君臨してきたガン、心筋梗塞、脳梗塞に違いない。とくに近年、超高齢化社会の到来に伴い、社会問題に発展してきたのは寝たきりになる高齢者の増加だ。

その原因は脳梗塞をはじめ、高齢による衰弱、認知症、または骨粗しょう症による大腿骨骨折によるものが多い。大腿骨骨折については、70代女性の25％、80代では43％にも上る。寝たきりになれば介護が必要だし、介護する側される側ともに辛い現実が待っている。

厚労省の推計では、寝たきり人口は２０１０年では１７０万人だが、２０２５年には２３０万人になると推定されている。介護が必要な認知症が40万人、今後介護が必要になる虚弱高齢者が２６０万人、これらを合わせると５３０万人となる。この人口が、将来、介

護が必要な寝たきりとなる可能性が高い。

寝たきりとなれば次に待っているのは「床ずれ」、いわゆる褥瘡《じょくそう》だ。酷い場合は、圧力が一番かかる仙骨や尾てい骨付近が壊疽を起こし、感染症や敗血症を併発したりする。褥瘡が悪化し、ここで血行障害が進めば足切断という最悪の事態に発展する。

これくらい褥瘡は深刻な問題なのに、治療できる可能性は皆無に等しいといわれる。そこに彗星のごとく登場したのがブラックシリカを原料にしたマット（以下「シリカマット」）である。これは、㈱メホールジャパン（大阪市、代表取締役宮内照之）で開発されたもので、ブラックシリカの粉末をメインに特定の金属などを配合したものだ。熱源なしのマットを短期間使用するだけで褥瘡が改善できることが証明された。

臨床試験を行なったのは、国立大阪大学医学部付属病院の関連施設、大阪脳神経外科病院だ。その臨床試験を行なう前に、国立帯広畜産大学病理学部で動物試験が行なわれた。最初に24匹の兎の耳にシリカマット片を当て、耳の動脈血管の変化を見た。結果は、3分前後で兎の耳の内部の毛細血管が膨張し、真っ赤になったことがわかった。

次に足が傷ついた兎12匹を使い、シリカマットの上で飼育した。これも2、3日で兎12匹全部の傷が治ったことが判明した。

この2つの試験から、シリカマットによって毛細血管が拡張し、血流が改善、血小板による止血作用が働き、傷が改善したことが示唆されたわけだ。

◎酷い褥瘡が2カ月から半年前後で大幅に改善した！

ここで初めて臨床試験を行なえるデータが揃った。臨床の被験者は床ずれを訴える患者15人で、シリカマットに1カ月半ほど寝てもらい、経過観察と基礎体温測定を行なった。

その結果、基礎体温が33℃台だったのが37℃台まで上昇したことが確認された。また、88歳の女性は仙骨周辺に10センチほどの褥瘡があったが、シリカマットを5カ月使用したところ、5センチほどに縮小した。85歳の女性も臀部付近に直径10センチほどの褥瘡ができていたが、これもシリカマットを2カ月使用しただけで、直径3センチほどに縮小した。

中には尾てい骨周辺に褥瘡ができ、骨が見えるほど酷かった男性の被験者もいたが、これも数カ月の使用で重症の褥瘡が5分の1ほどに縮小、改善した症例も出た。

この他、㈱メホールジャパンでは、臨床試験を専門に行なう㈱エバンスと香川県立中央病院の元皮膚科主任部長多田譲治医師の協力を得て、女性4名と男性2名、平均年齢72・

7歳による二重盲検法という臨床試験で、きわめて信頼性の高い試験を行なった（口絵参照）。サーモグラフィーという体表面温度を画像で表示する装置と、血流解析ソフトなどを使い、介護保険が適用になっているウレタンマットとシリカマットを対比した。

その結果、介護保険適用のウレタンマットの体表温度は、開始前で33・7℃±0・8℃だったのが2時間後には34・7℃±0・4℃に上昇していた。それに対しシリカマットは、開始前が34・1℃±0・7℃だったのが2時間後には35・7℃±0・5℃となっていた。つまり、ウレタンマットが1℃上昇したのに対し、シリカマットは1・6℃も上昇しており、0・6℃の差があることがわかった。体温におけるこの開きはかなり大きい。

◎1カ月半ほどで33℃台の体温が37℃台に上昇した

サーモグラフィーによる体表面温度では、シリカマット使用1カ月半ほどで33℃台の低体温が37℃台まで上昇したことが確認された。体温上昇効果を促す温熱療法は病気治療にはもっとも欠かせない戦術なのだ。それは別の章で述べよう。

このことから、共同研究に当たった前出の多田譲治医師によれば「褥瘡は患者さんが長期にわたり同じ姿勢で寝たきりになった場合、体とベッドとの接点が血行不良となって周辺組織に壊死を起こした状態です。シリカマットは含有される蓄熱マテリアルの作用によって〝体の表面を保温し、血流を改善する〟ということが第三者機関の臨床試験によって確認されました。さらに工業試験所での実験結果から推測すると、放射する遠赤外線がさらに細胞の活性化を助け、血流を改善していることが考えられます」というのだ。

要するに、この**臨床試験からは、シリカマットによる体温上昇作用と毛細血管の拡張作用が判明した**わけだ。これは**世界でも類例のない快挙**となった。糖尿病の合併症や褥瘡で悩む人には大変な朗報だ。前述したように、床ずれ、または褥瘡は身体の同じ部位が圧迫され、血流が悪化し、酸素や栄養が届かなくなり、皮膚や組織が壊死して発生する。

これを予防・治療するには患者に寝返りをさせたり、骨が突出した部位に圧がかからないよう頻繁に体位を変えるほか手立てがない。このため長いことエアマットが床ずれ対策に保険適用されているわけだが、介護現場からはこのエアマットを使うことで床ずれによる激しい痛みと、感染症や敗血症で多くの患者が亡くなっているという声が少なくない。

後述する大手製薬メーカーの調査では、欧米やアジア、中近東、中南米は死者が続出したことから、このエアマットは20数年前から販売禁止となっており、体温上昇効果どころか低体温を招くことが報告されているという。専門家の見解では、「床ずれを治すのは難しいことはなく、患部の血流を改善できればいい」というのだ。つまり、このエアマットは逆効果になるわけだ。このように死亡患者が続出しているにもかかわらず、なぜエアマットが保険適用になっているのか、実に不思議だ。そこには大きな闇が潜んでいたのだ。

◎〝内臓の毛細血管拡張作用はノーベル賞クラスの発明！〟

シリカマットを苦難の末、開発した宮内照之は、阪大医学部附属施設で臨床試験をする前に、知人の大学教授の紹介で一部上場の大手製薬メーカーの本社医療推進部にこのマットを4枚ほど送付した。2カ月ほどたって、この大手製薬メーカーから連絡があり、上京。担当課長から衝撃の報告を受けた。その主旨を要約すれば、こうだ。

「このマットはすごい発明です。世界に例のない画期的な血管拡張作用があり、血流改善効果が確認できました。**内臓の毛細血管まで血管拡張されており、メカニズムの解明と臨床データを論文発表したら、世界中から注目され、大反響が得られます。まさしくノーベル賞クラスの発明**といえます。ですから、いくら費用がかかってもこの臨床試験はしっかり取っておくべきです。そのほかにも腎臓や肝臓、心臓、膀胱などの病気が改善され、二日酔いもしなくなります。高血圧と糖尿病の患者にも朗報で、壊疽《えそ》になった場合も足を切断しなくてもすむようになります。今問題の床ずれも簡単に治ります。火傷と同じで、毛細血管の血流を改善できれば簡単に治すことができるのです」

この報告を受けた宮内も衝撃を受けた。相手は一部上場の製薬メーカーの課長だ。薬学や化学を熟知した専門家の見解だからだ。

◎世界一審査が厳しい米国FDAが医療用具に認可した

早速、神戸に戻ったところ、タイミングよく糖尿病の合併症による壊疽で片足を切断しなければならない男性の家族から相談を受けた。そこで、できたばかりのシリカマットを貸し出すことにした。その1週間後、足の切断手術が不要になったと家族から連絡があった。その後、病院の院長から呼び出しを受け、「なぜ、足を切断する必要がなくなったのか、そのマットは何なのか」と説明を求められたのだ。

宮内は、「うちのマットには、そんな作用はありません。これまで肩こりや腰痛などの改

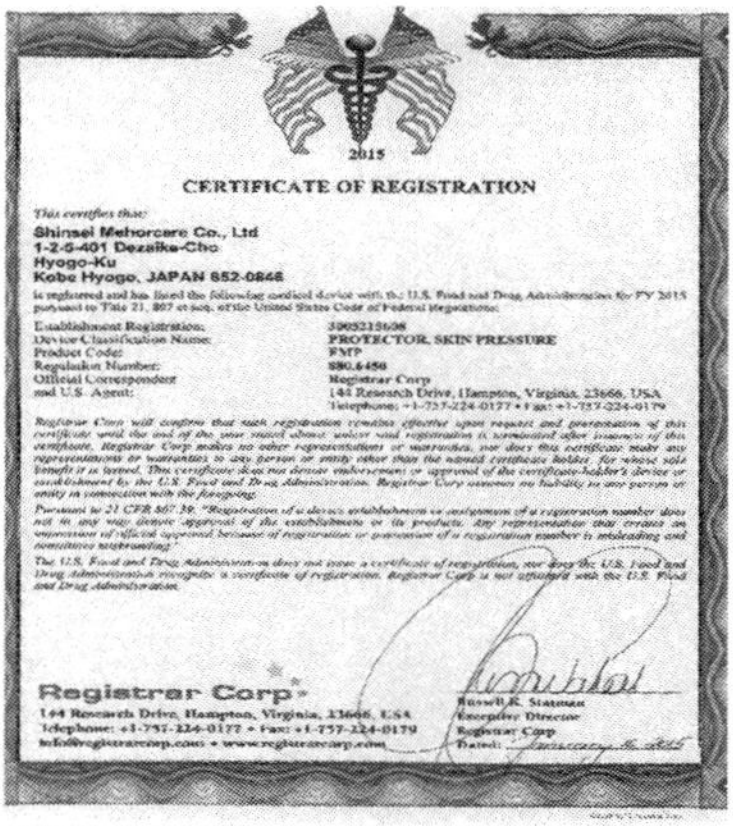

FDAから医療用具として認可を受ける

善例がありますが、壊疽が治った事例などありません」と煙に巻く返答をした。これまで医療機関や行政からほとんど嫌がらせに近い対応を受けていたからだった。

この院長はかなり驚いたようだ。「医者をなめるんじゃない！」と怒鳴られたが、男性の家族からは非常に感謝された。しかし、切断から救ったことが医師にとっては不愉快だったのだろうか。それとも予定していた手術による医療費が削減されたことで激怒したのだろうか。

いずれにしても、製薬メーカーの担当課長が告げたことがこうして裏付けられたわけだ。この症例で確信を得た宮内は、動物試験や臨床試験を開始した。２つの試験と製造方法などの資料を揃え、全世界で一番審査が厳しいとされるＦＤＡ（米国食品医薬品局）に送った。何と、このＦＤＡから医療用具認可登録（登録ナンバー８８０６１５０）を受けるという快挙を得た。

次章では、開発成功に至るまでの苦闘、危急のピンチを逃れた生の声をお届けする。

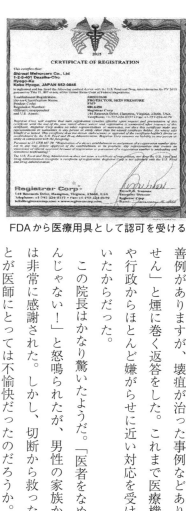

第 2 章

米国FDAが認めた合併症予防効果

I　難儀を極めたシリカマットの開発前夜

◎臓器の毛細血管を拡張、血流を促進する

ブラックシリカ混入マット（以下「シリカマット」）の最大の特長は、大まかにいえば次の3つを挙げることができる。

「毛細血管の拡張作用」
「新陳代謝の促進」
「細胞の活性作用」

この3つの薬理作用を検証した国立大阪大学医学部付属病院の大阪脳神経外科病院で取った臨床データが米国FDAを動かし、医療用具として登録認可されたことは前章で明らかにした。

シリカマットによって毛細血管が拡張するのは、自律神経が調整され、血管を拡張する

副交感神経が優位に働いたためと考えられる。自律神経は大脳の視床下部が支配しているので、大脳が作用したことに繋がる。

2つ目の新陳代謝の促進は、シリカマットによって体内酵素が活性化されたことで起こる作用だ。酵素は代謝酵素と消化酵素に大別されるのだが、体温が1℃低下すれば代謝は50％低下し、免疫力は37％ほど低下する。逆に体温が1℃上昇すれば、免疫力は5、6倍高まることがわかっている。したがって、このシリカマットによって代謝酵素が活性化し、免疫力が向上されることになる。

3つ目の細胞の活性作用では、体内の全臓器及び全器官の機能が高まることが示唆される。身体は60兆個の細胞から成り立っているのだが、ここに栄養や酸素、老廃物を運搬しているのが毛細血管だ。シリカマットは毛細血管を拡張し、血流を改善するので、臓器と器官全般の機能が高まることにつながるわけだ。

この3つの作用が不活することで発症する症状は、**心筋梗塞や脳梗塞、動脈瘤などの血流障害をはじめ、認知症、アルツハイマー病、そして自律神経失調で起こるうつ病や不眠症、冷え症、免疫不全障害、神経痛、さらには肥満などのメタボリックシンドローム、高血圧、糖尿病、高脂血症、腎臓病、肝臓病、老化、肌荒れ**など実に多岐に及ぶ。

前出の大手製薬メーカーの担当課長が述べたノーベル賞クラスの発明とは、こうした症状を改善する可能性がきわめて高いことを意味していたわけだ。

◎糖尿病患者のインスリン注射が不要になった！

まさに㈱メホールジャパン代表取締役の宮内照之の「合併症で苦しむ人を救ってあげたい」との情熱が結実した結果だった。

宮内が初めてブラックシリカを知ったのは、平成8年のことだ。鹿児島の知人から美味しく水を飲める浄化剤の試供品を預かったときに遡る。その配合成分が鹿児島産の火山灰と北海道産のブラックシリカだったのだ。

水道水を通したら、まろやかな味になり、コーヒーなどは酸味が消えた。米の味覚も向上し、その美味しさに驚いたほどだ。偶然、丸い玉の浄化剤を握っていたら、手があまりにも熱くなった。

そこで、この玉を布地に接着剤で貼付したものを女性に試してもらったところ、血行がよくなり、肩こりや腰痛が改善することがわかった。また、この浄化剤を販売したところ、糖尿病患者からインスリン注射が不要になったという話がかなり舞い込んできた。

丁度そのとき、日本エアシステムの役員から、客室乗務員が中耳炎や腰痛、肩こり、生理痛で悩んでいる人が多いことを知った。早速、この浄化剤をベルトがついた小さな布地に貼付し、腰痛用ベルトを5組作り、客室乗務員に試してもらった。結果は上々、腰痛や肩こりだけでなく、生理痛まで改善できたという報告を受けたのだ。

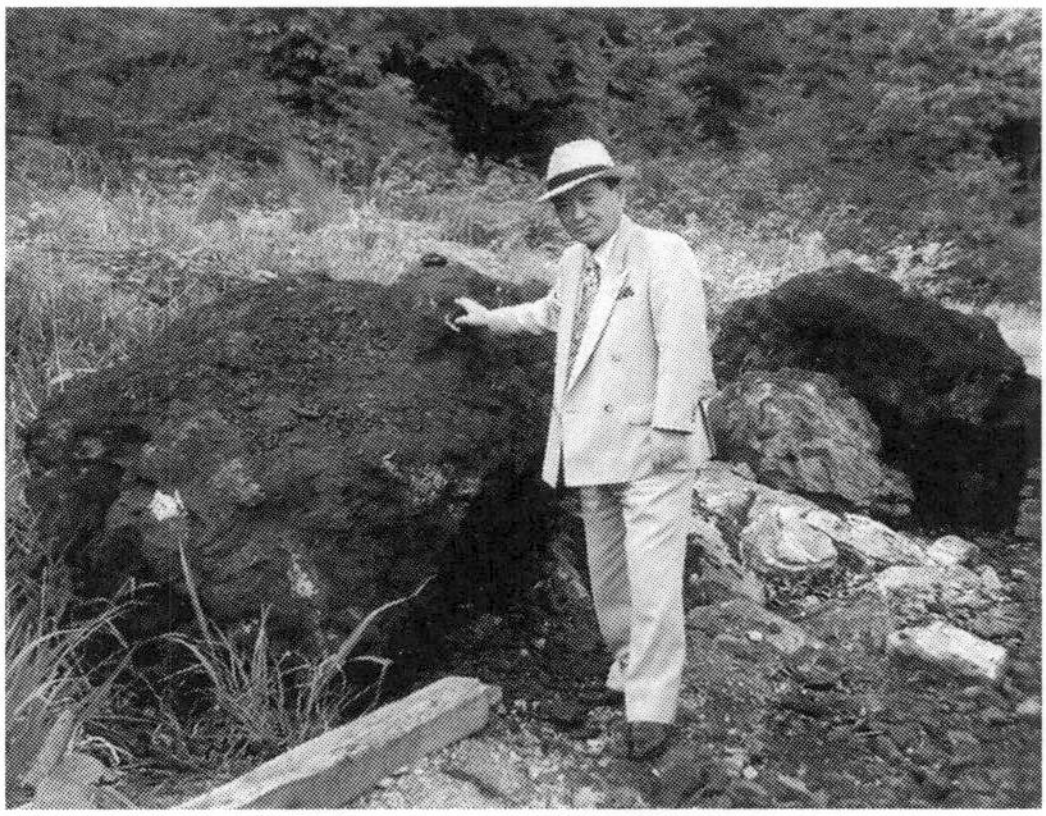

北海道・上ノ国町の鉱山に飛んだ宮内

これで宮内の商品開発への情熱に完全に火が付いた。早速、ブラックシリカの産地である北海道の上ノ国に飛び、現地を視察した。すでにブラックシリカは産業分野で多岐にわたり活用されていることを知った。ブラックシリカを粉末にし、不織布に刷り込んだシーツやサポーター、インソールなどが開発され、市販されていたのだ。

宮内は、ブラックシリカを粉砕加工した粉末を練り込んだゴムとＥＶＡ樹脂との混合マットを考案した。しかし、ゴムの強烈な臭いと、原反が硬すぎるため、商品化まで漕ぎ着けることができなかった。

また、鉱石に含まれる含有物質とその粒度や比重、それから加工時の水分量や温度、薬剤の種類によって、ゴム製品に品質のばらつきがあり、難儀を極めた。開発を思い立って4年が経過したが、満足できる製品が開発できず、断念せざるを得ない状況だった。

◎3000枚大量生産したら、皆不良品で断念せざるを得なかった

平成14年の春になって、再度研究開発を続行する機会が生じ、粒度をマイクロメートル単位レベルまで粉末化したところ、ついに素晴らしい原反をつくることに成功。体温上昇効果などのデータも上々で、満足できる製品を開発できた。

そこで、喜び勇んで3000枚の大量生産にかかった。ところが出来たのは全部不良品だったのだ。ゴム会社に問題があると思い立ち、宮内立ち会いのもと試験製造したが、やはり全部不良品ばかりだった。

これが堪え、かなり落胆した。「やはり、開発は無理なのか」。しかし、宮内は諦めきれ

ずに有名金属会社や鉱山会社に足を運んだり、鉱石の専門家を訊ねて相談した。が、開発につながる解答は得られなかった。

誰もが鉱石を粉末化し、ゴムに練り込めばいいではないかと簡単に考えたが、そんな生易しいものではなかったのだ。

資源エネルギー庁の鉱物資源の担当課長を訊ねたら、「鉱石は不純物が多く、ばらつきが出るのは当たり前なので、止めたほうがいい」と諭された。

しかし、当初、開発に成功したシリカマットを93歳の母に使ってもらったところ、それまで寝たきりで膀胱の血管が目詰まりし、尿が出なかったのが出るようになったのだ。母親はガンを患い、臓器不全だったが、自力で尿を排泄できるようになり、シリカマットを使って４カ月間延命し、苦しむことなく旅立った。

苦難の連続ながら開発の情熱を維持できたのは、この寝たきりの母親を何とか助けてあげたいという想いがあったからだった。旅立つ前にふと、宮内を見て微笑んだような気がした。宮内は三日三晩号泣した。その笑みが忘れられるものではなかったのだ。

◎米国FDAが合併症予防効果と血管拡張作用を認めた

思えば、この母親は苦労のしっ放しだった。夫は戦時下、満鉄の社員だった。宮内は6人兄妹の次男として満州で生まれた。ところが、ソ連侵攻の際、父は捕虜となって連行されてしまった。ハバロクス付近で脱走に成功し、小樽に辿り着いたというのだが、結核を患っており、妻と子を探しだしたのも束の間、その3カ月後に亡くなってしまったらしい。戦後、満州から引き揚げた母親は、実家がある石川県金沢に移り住んだ。女手一つで賄い婦や旅館の仲居をし、家に帰っては縫い子の内職をしながら、6人の子どもを育てなければならなかった。

宮内は幼少から施設に預けられていたが、念願かなって10歳になって母親の元に引き取られた。しかし、貧しかった。そこで小5になって、朝夕刊の新聞配達を毎日行なって家計を助けることを思いついた。

この新聞配達を続けるには深夜2時半に起きて、自転車で新聞社に行かねばならない。大雨が降ろうが、台風が襲おうが、大雪となろうが毎日新聞配達を続けた。こうした日々を中学3年の15歳まで続けた。

「当時は休刊日なんてなかったので、毎日配達しなければならなかったのです。元旦だけ夕刊が休みで、後は休みなんてなかったのです」。宮内は当時を述懐した。生活するのが精いっぱい、兄妹が多く高校に進学する費用などあるはずもなかった。

中学卒業と同時に市内の文具問屋に勤めたがあまりにも収入が少ないので、東京に出た。当時〝金の玉〟ともてはやされ、集団就職したが、いい会社には就職できなかった。

結局、40歳過ぎまでマイクロバスの運転手をはじめ、繊維会社やスポーツ用品の卸売など職を転々とした。しかし、不思議なことに人脈は広がった。「いつかは会社を経営、社長になってやろう」。この志だけは忘れなかった。

やがて、政治家の私設秘書を務めることになった。この時、政界や財界の裏を知った。大蔵省や検察庁、警視庁にも出入りする機会が増え、かなりの人脈を得た。その後、企業コンサルタントとして独立、全国を揺るがす収賄事件を突き止めたり、暴力団の抗争事件を収束させたりするなど、その名は徐々に政財界にも知られるようになった。

このとき出来た人脈が難儀していた商品開発にたいへん役立った。新薬開発で著名な愛媛大学大学院の荒木博陽教授との出会いもその一つだ。前出の大手製薬メーカーの学術部を紹介してくれたのが荒木教授だった。米国ＦＤＡからシリカマットの糖尿病の合併症と血管拡張作用が認可されることになったのも、この製薬メーカーのサポートが大きかった。とはいえ、ここまで到達するには無数の試行錯誤のくり返しを余儀なくされ、相当な資金と労力を必要とした。何しろ、鉱石から製品をつくる専門家はおらず、手探り状態で一歩一歩試行錯誤をくり返すほかなかったのだ。

ゴム工場と鉱石加工会社にとっては、他の受注を中断し、できるかどうかもわからない製品開発に工場を稼働しなければならなかった。このため、工場から突き放されることも度々あった。こうしたことから資金も相当つぎ込まねばならず、知人や友人から資金援助を受けるなど、難儀を極めた。

◎〝赤いマットには神様がついているので諦めてはなりません!〟

また、試供品のプレゼンでは、元大蔵省の紹介で盛岡の八幡平にある元防衛庁の管轄センターを訪れたことがあった。忘れもしない雪で凍てつく12月16日のことだった。

ここの売店の50代の女性から不思議なことを告げられた。「あなたは最近、お母さんと奥さんを亡くされましたね」。宮内を一目見るなり、この女性はこう告げてきたのだ。

どうして寒風吹きすさぶ岩手県のど田舎まで来て、一女性がそんなことを知っているのか。また、宮内の名刺を見るなり、「あなたはお宮の内で神に護られています。天照大神の照をいただいているので、今はたいへん苦労しているけれど大器晩成です。晩年になって大成功、世の中に役立つ仕事をします。庭がついているお家に住んでいることでしょう。この赤いマットには、神様がついているのでこの仕事を諦めてはなりません！」と言われた。

この元防衛庁の管轄センターからの帰り際、この女性が小走りにやって来て「言い忘れましたが、あなたから後光が射しているのが見えます」と付け加えた。

後に述べるが、不思議なことに「神様に護られている！」との宣託は、この女性だけでなく、50年加持祈禱を営む密教の法師らからも告げられた。

宮内が製品開発を諦めかけるごとに、盛岡の女性の告げた言葉が頭の中で蘇った。実は、この女性こそ阪神淡路大地震を事前に予告し、話題になった女性であったことが後に判明した。

やがて、平成15年春になって、試作製造の50％ほどが満足できる良品となった。そこで、阪大医学部の附属病院に交渉し褥瘡のある15人の重傷患者に１カ月半に及ぶ臨床試験を行なうことができた。先述したように、寝たきり患者の33℃台の低体温が37℃まで上昇するという薬理作用は素晴らしい。熱源なしで基礎体温が３℃から４℃上昇するという生理作用は、世界初ともいえるのではないだろうか。

売り上げ面でも、愛媛県の農協では婦人部のセミナーを通じ、組合員に販売できるようになって上々の反響を得るようになった。また、名鉄デパートや松坂屋などの催事売り場でも販売され、ユーザーからは一件のクレームもなかった。

◎〝錆びない〟〝折れない〟〝腐らない〟世界一の製鉄技術を応用

製品は出来たもののまだ不良品が30％ほど生じ、宮内にはまだ不満が残っていた。ところが平成25年になって、知人の紹介で神戸製鋼の技術開発部ＯＢに相談する機会を得ることができ、この難問が解決できた。

神戸製鋼の製鉄技術は今日でも世界一で、〝錆びない〟〝折れない〟〝腐らない〟技術を確立していた。これを可能にしたのが、海外から購入する鉄鉱石から砂、泥、鉄、ニッケル、アルミニウム、リン酸石などの不純物を除去する技術だった。この技術を確立したため、今でも神戸製鋼の鉄は世界一値段が高いが、錆びたり、折れたり、腐ったりすることはない。

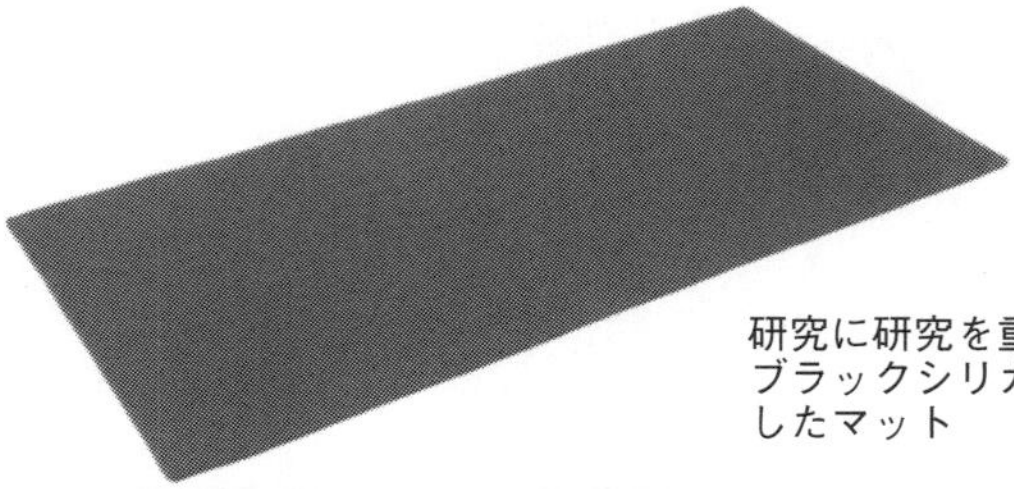

研究に研究を重ね完成したブラックシリカ粉末を内蔵したマット

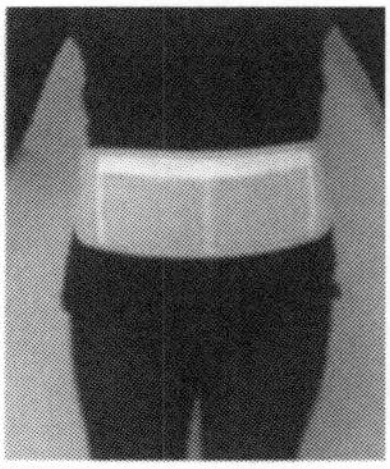

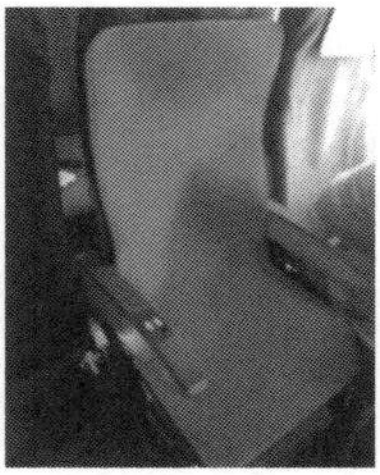

特殊加工をほどこしたサポーター、持ち運びに便利な携帯用サイズのシリカマットも開発

ブラックシリカ鉱石も同様に不純物が多く、鉄鉱石同様だった。この不純物の除去技術を神戸製鋼ＯＢから学んだ。

「神戸製鋼の技術開発部ＯＢのアドバイスがあり、ブラックシリカを天然乾燥した後、水分を飛ばして不純物を除去し、純度を高めた後、マイクロメートル単位の適正粒度で微粉末化します。これではじめてゴム会社にブラックシリカ粉末を持って行けたのです。

また、ゴムを作る場合、20数種類の薬剤を使うのですが、この順番によっても品質が違うのです。これも私の考案で開発できたのです」

これまで30％ほど不良品が出ていたのがこれでストップ、高品質の製品をつくることが

『遠赤外線放射率』

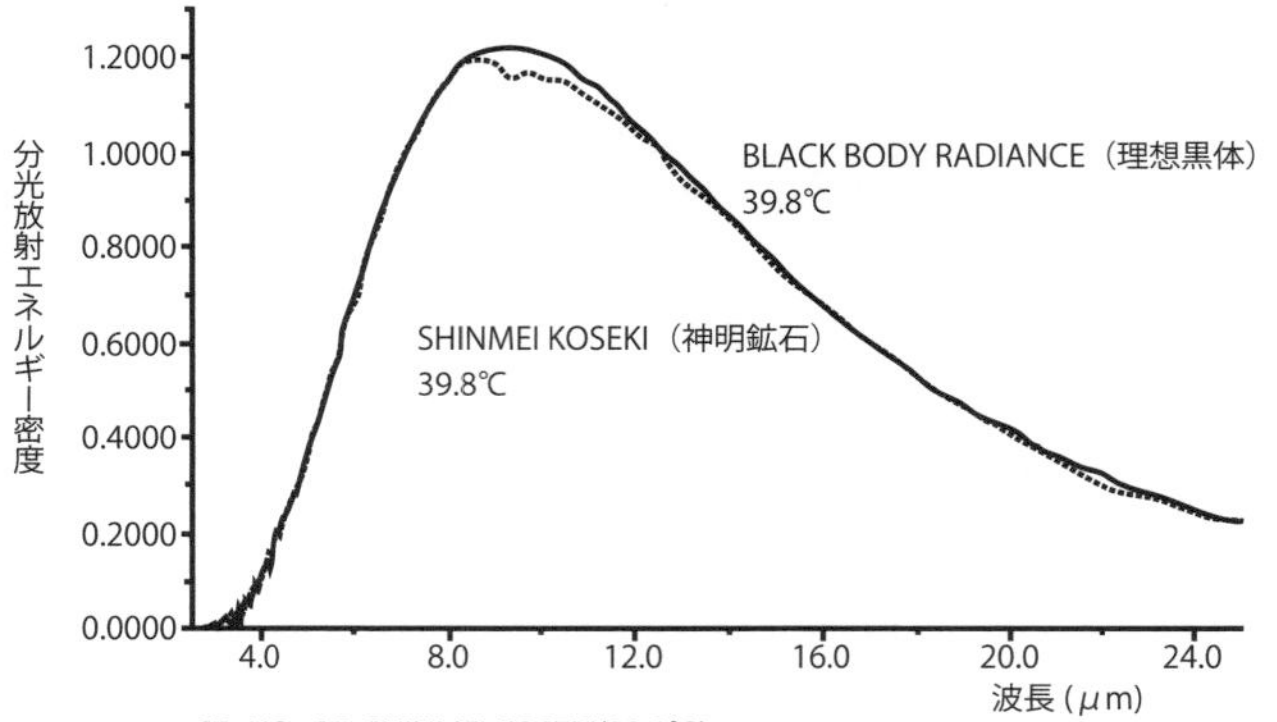

SD-NO=25 SHINMEI KOSEKI(39.8℃)
SD-NO=26 BLACK BODY RADIANCE 39.8℃

常温（39.9℃下）で測定した結果、平均98%前後の高い放射率を測定

（東学博士提供）

できた。

さらに北海道大学の阿部寛名誉教授と知り合う機会があり、ブラックシリカの基本構造と、カーボン含有率が13％を超えないと、毛細血管拡張作用が起こらないことを知ることができた。これまで体温上昇効果は得られていたが、原反自体が冷えていたため温かさを体感できなかったのだ。そこでカーボン含有率を13％以上に高めたところ、マットを持った瞬間、温かい体感を得られるようになった。

遠赤外線効果は木炭やセラミックでも得られるのだが、体の深部の毛細血管まで拡張するほど体温を上げることはできなかった。

しかし、カーボン含有率を13％以上に高める技術で、膵臓や肝臓、脾臓などの臓器の毛細血管を拡張し、血流を改善することができるようになったのだ。

おそらく、大脳の深部に位置し、免疫機能やホルモン作用、そして自律神経を支配している視床下部を中赤外線エネルギーが活性化していると思われるのだ。臨床的に免疫力と若返り作用が促進されたとする症例からもそれは推察できるからだ。

ここにシリカマットの製品開発はほぼ完結できたわけだ。

Ⅱ 厚労省OBが天下るテクノエイド協会に弾き飛ばされた

◎「越後屋、お前もワルよのォー」と高笑い

良い製品が出来たから売れるとは限らないのが世の常だ。とくに医療の世界では、市場を支配しているのは大手製薬メーカーと医師会の圧力が大きい。これに政治家が絡み、利権構造ががッチリ出来上がり、新参者が入る余地はほぼ少ない。

〝水戸黄門〟は、かつて昭和のヒーローだった。地方代官と商人が結託し、賄賂で利権を独り占め、高級料亭でまっ昼間から酒盛り。菓子箱いっぱい入った小判を目にした悪代官は、「越後屋、お前もワルよのォー」と高笑い。この場に格さん、助さんを従えた水戸黄門が踏み込み、これを一喝。「者ども控えおろ、頭が高い！　この紋所が目に入らぬか！」と格さん。ここで水戸黄門は「これ、〇〇〇。儂を忘れたとは言わせんゾ、追って沙汰があるまで謹慎せい！」と厳しく糾弾したものだ。

実は、この水戸光圀が活躍していた江戸時代とは、世界最高の文化興隆期だった。

３００年続いた徳川幕藩体制は世界最長だ。パリの街づくりは江戸を模倣していたことはよく知れるところだが、賄賂が横行していたのは、現代社会と何ら変わらない。

２０１５年10月早々、日本歯科医師連盟の高木幹正前会長が13年の参院選の際に自民党参院議員石井みどりに３・４億円を選挙支援に支出していたことが発覚、逮捕された。このような医師会と政治家及び行政の癒着構造は氷山の一角に過ぎない。今日も高級料亭で高笑いをしているはずだ。

この床ずれ防止を謳った製品では、前述した電導で空気を入れる「エアマット」が介護保険の適用になっていた。満を持して宮内が近隣の自治体に営業をかけたところ、「サービス業者のカタログに載せてもらってほしい」との返答を得た。

そこで、介護保険がスタートしたことで全国に広まったレンタル業者の大手数社と接触したところ、好感触を得た。「テクノエイド協会」が発行する『福祉用具総覧』（ＴＡＩＳ）に登録される必要があることも知った。

ところがこの協会に交渉すると、「このところ、変なマットが出回っているようだけど、お宅のもの？」と不審そうな顔で見られ、相手にもされない。

◎テクノエイド協会は厚労省の丸抱え天下り機関だった！

そこで、宮内は大手レンタル業者などで組織される日本福祉用具供給協会に入会することで、大手レンタル業者のカタログに載せてもらおうと考えた。しかし、こちらもテクノエイド協会に登録されていないことを理由に入会を拒否された。

実は、あるビジネス誌がこの組織を洗ったところ、このテクノエイド協会とは「福祉用具法」に基づく厚労省唯一の指定財団法人で、元厚労省社会局長が理事長、元社会局監査指導課長が常務理事、元事務次官が理事などから成る厚労省ＯＢ丸抱えの天下り機関であることがわかった。

この協会が福祉用具の生殺を握っていたのだ。現在、ＴＡＩＳ（福祉用具の情報をデータベース化したもの）には６７２社９１４０件の情報が掲載されている。また、この協会は外部からの有識者からなる検討委員会を年1回から2回開催し、「貸与」マークを決定していることがわかった。この貸与マークがあるかないかで大きな差があった。

ある介護コンサルタントから、「テクノエイド協会が決定している福祉用具情報システム（ＴＡＩＳ）に貸与及び販売のマークの記載がないと保険適用にならない」という実態を知らされた。保険が適用にならなければ、施設から製品の要請があっても自治体はこれを採用しない。したがって、レンタル業者には金が降りないので、これは死活問題に直結する。

さらにこの協会には32名の理事や評議員が存在し、その顔触れは介護用具や介護機器などの大手メーカーの社長ら、業界のドンで組織されていたのだ。

これで公平な審査が可能なのだろうか。これに大学教授がアドバイザーに名を連ねていた。早い話、産、官、学の癒着ではないのか。

さらに宮内が疑惑を深めたのは、医療用具に認可されていれば説得力が高く、協会からの評価も得られるのではないかと考え、大阪府と東京都に認可申請しようとしたところ、そのどちらからも申請を却下されたことだ。

その理由は薬事法で対象品目が定められており、褥瘡予防では「エアマット」が指定されていたからだ。

宮内は訝った。「日本の介護用品は欧米よりも数十年遅れ、しかもエアマットでは床ずれが促進され、死亡事故が相次いでいます。これでは患者の不幸がいっこうに改善されず、医療費削減も不可能ではありませんか。ドイツで床ずれの研究で世界的に有名なジョン・ミラー博士も、日本でなぜ事故が多いエアマットを保険適用しているのか不思議がっていました」

ミラー博士がシリカマットがもつあらゆる病や難病の予防治療効果を認め、ＥＵで問題のエアマットとの比較試験を行なうことになった。そこで、厚労省に臨床計画書を提出したところ、「他国の臨床試験は認めない」と強硬に反対された経緯があった。

厚労省では、世界的な学者にエアマットが床ずれに効果が無いことを暴かれるのを怖れた可能性が高い。宮内はやむなく世界一審査が厳しいとされる米国ＦＤＡに医療用具として認可登録すべく、臨床試験や動物試験のデータを揃え、ドイツの著名な博士に論文を依頼し、申請。２００５年に登録が認可されたわけだ。

「これで、床ずれで悩む患者を救うことができる」と、宮内は胸のすく思いがした。

◎褥瘡学会の理事長は褥瘡の改善データを受け取らなかった

実は、テクノエイド協会に影響力をもっているのが褥瘡学会だった。この学会は６０００名の医師や看護師、薬剤師などで構成され、医薬品や介護用品を製造する製薬メーカーや医療機器メーカーが賛助会員となって学会をバックアップする組織だ。

「褥瘡学会のバックアップを得られれば、業界参入は果たせるのではないか」と考えた宮内は、05年冬、テクノエイド協会のアドバイザーを務める褥瘡学会の理事長を知り合いの医師の紹介で訪れた。

そこで宮内は、開発の経緯から阪大医学部付属病院で証明された血管拡張・血行改善の試験データや、床ずれが改善した臨床データを説明。そして、ＦＤＡに医療用具として登録認可されたことを説明した。

しかし、この理事長から予想外の言葉が返ってきた。「ＦＤＡ登録なんて、その辺の道端にいくらでも転がっている！」だった。理事長はパンフレットだけ受け取り、褥瘡が改善した治癒データも受け取らず、席を立ってしまった。

「なぜ、こんな扱いを受けるのか。褥瘡学会の理事長が褥瘡を短期間で改善したデータを受け取らないとはどういうことか。悔しくて悔しくて、あの日のことは忘れられるものではありません」

しかし、宮内は諦めなかった。シリカマットに興味を示す大学教授や現場の医師たち、そしてレンタル業者の熱い視線があったからだ。そこで思いついたのは、シリカマットの下にウレタンマットを貼りつけて、エアマットと同様に「体圧分散効果」のあるものという規定に合う製品の改良だった。

２００７年にその改良品をテクノエイド協会に再度申請したところ、今度は念願かなって『ＴＡＩＳ』に掲載された。今度こそ、レンタル業界のカタログに掲載されるはずだと確信した。ところが、あれほど好意的だったレンタル業界と連絡がとれなくなってしまったのだ。

ある大手の部長が宮内の会社を訪れ、「厚労省の指示で協力できなくなりました」と謝罪にきたことで、その理由がわかった。しかし、厚労省がそんなことをするはずがないと思って詳しく聞いたら、テクノエイド協会の指示であることが判明した。それから間もなく、どこのレンタル業者に連絡をとっても担当者が出て来なくなったのだ。

「うちのシリカマットはウレタンが付き、『ＴＡＩＳマーク』コードから除外される理由がないはずです。多分、このシリカマットが脚光を浴びると、協会の賛助会員企業のエアマットの既得権が損なわれるからでしょう。ですから、褥瘡学会ならびにテクノエイド協会はシリカマットを認めたくはないのは明らかなのです」

しかし、このようなことが本当にあるのだろうか。

◎厚労省とテクノエイド協会の闇に宮内は跳ね返された！

実際、医療機器メーカーの元社員はこう証言した。

「どの学会でもカネを出す業界を優先します。学術的なお墨付きを得たり、自社製品を売るために協力してもらった医者や学者にはいろんな方法でお返しします。

たとえば、合法的に接待するために何かの団体を作り、お世話になった医者や教授を団体として表彰する。副賞としてハワイ旅行にご招待したりします。数十万円する高価な機器を何十台、何百台と入れてもらえば、そんなもの安いものですよ」

また、大手製薬メーカーでほぼ定年まで活躍した元支店長は、「大学病院の院長クラスを毎晩、接待し、毎月１千万円前後使っていました。大学病院の薬剤の売り上げから見れば、こんな金額大したものではないのです。〝飲ませ、食わせ、抱かせ〟は常套手段です」という。全国転勤する先々で有名クラブや高級料亭を毎晩梯子したことを明かした。なるほど、これでは新参者は相手にされるわけもない。

さらに宮内が激怒する事件が起きた。苦労の末、ＴＡＩＳにシリカマットが登録され、「貸与」マークを得ていたのだが、５年前にサイズと価格を変更したところ、マークどころか商品も削除されていたのだ。

シリカマットは、阪大医学部の臨床試験や帯広畜産大学での動物実験で血管拡張作用の効果が認められ、米国ＦＤＡの認可を受けたにもかかわらず、相次ぎ介護施設から却下されることが続いた。これに憤慨した宮内は、協会に公開質問状を送ったが、「公平・中立にやっている」と木で鼻をくくった回答しか得られなかった。

それなら、実力で販路を開拓するしかあるまい。宮内は介護施設に単独で営業をかけてみた。しかし、行く先々で門前払いをくった。理由は、「厚労省とテクノエイド協会が怖いから、お宅の商品は扱えない」だった。

この巨大組織となった褥瘡学会について、欧米学界と連携する創立40年以上の日本創傷治癒学会のある会員によれば、「褥瘡学会が会員に独自資格を出したりするのは、組織固めと会員集めが目的でしょう。大きくなると新たな組織を立ち上げ、厚労省ＯＢが天下り、官と学、業の癒着が生まれるという図式。この構造に誰かが切り込まないといけないのですが……」という。

少なくともエアマットが謳うように床ずれに効果があるならまだしも、死亡事故が相次いだことから欧米では製造禁止処置が取られている製品の既得権益を未だにガードしているのが真実なら、福祉や医療界の闇はかなり深い。

あるジャーナリストが、都庁を訊ねエアマットでの死者数を問いだしたところ、あまりにも死亡例が多く、調査に2、３カ月はかかり、実態は把握できないと告げられた。

床ずれ患者を救いたいと思いながら辛酸を舐めた宮内は、この巨大組織の壁に跳ね返されてしまったわけだ。

◎退院して出社したら、社内はもぬけの殻だった!!

前述した問題は外部の闇だった。しかし、今度は組織ぐるみで宮内の会社の乗っ取り工作に神経を使わねばならない事態が生じた。

詳細は省くが、小さなベンチャー企業が革命的な製品や技術を確立した場合、よくあるパターンが資金援助や増資を名目に役員を送り込んでくるケースだ。気がついたら、株主総会で社長を退任させられ、汗水たらして育てた会社を乗っ取られることがままある。

幸いなことに事前に乗っ取り計画に気がつき、危ういところで回避できた。しかし、経済犯を実行するグループに役員室に数時間、監禁される緊急事態に陥ったこともあった。過去、企業コンサルタントをしていた時代、このような広域暴力団の組長とも談判、逆に彼らから「先生」と呼ばれ、黒塗りの車で送迎を受けたこともあった宮内だ。

このときは機転を利かし、排便を訴え、トイレに駆け込んだ。ここから110番通報し、事無きを得た。

まだ試練は続いた。今度は信頼していた自社の幹部が、体調を壊した宮内の入院中に、ゴム製造会社に勝手に別なブランドでシリカマットの製造を発注していたことが工場長の通告で判明した。

この幹部にも大手介護メーカーの手が回っており、シリカマットが特許を取得していないことから別ブランドで特許を取得し、宮内に特許侵害を被せ、営業停止に追い込む計画が進んでいたことがわかった。早い話、乗っ取りだ。

宮内が退院し出社すると、倉庫の在庫から会社の事務書類まですべて消えていて、おまけに社員も1人もいなくなっていた。

実は、北海道の上ノ国鉱山でしか産出されないブラックシリカには、このような経済犯罪が続出する。儲けることだけを考える企業家は、決まって脳梗塞や心筋梗塞、ガン死などの難病を患い、事業が崩壊するケースが実に多い。当初、宮内も「これで儲けてやろう！」との意識に支配されていた。

実際、乗っ取り事犯や横領事件でのストレスで、数年前、腸閉塞を発症、危うく死にそうになった。このとき偶然、名医に診てもらった。大腸を切除し、人工肛門を取り付けることで死期を脱した。

その後、人工肛門を外し、再度、大腸や神経を接合するという大手術を受けた。この時、この名医から言われた言葉が、

「宮内さん、通常ならあなたのケースでは死んでいます。こうして助かって生きているのは、神様に護られている証拠です。それなら、心底、社会のために貢献することを考えなくてはなりません」

この言葉に、宮内は自分の生き様が恥ずかしくなった。また、自分の内部で何かが弾けた気がした。宮内は10歳まで母親と離れ、施設で暮らしたことがあった。この神から与えられたシリカマットで合併症患者や床ずれの患者を救い、利益を施設に還元、それで社会貢献できればいいではないか。宮内は気力が湧いてくるのを感じた。

◎「神がついている」と知らされる！

この死期を乗り越えてからも、ストレスが溜まると腸ねん転が起こる持病を患ったりしたが、マットの熱烈な愛用者が増え出した。また、中国や香港、シンガポールなどの海外展開の話が動き出してきた。とくに糖尿病が約1億人もいるといわれる中国で大型商談が進展し、医療機関での導入が進み、全国的な動きが期待できるようになってきた。

２０１４年夏、大阪の阿倍野にある近畿36不動霊場会大先達第一号の坂本法龍法師の出先機関、三寶館を訪れたことがあった。坂本法師は、加持祈禱を行なって50年以上を数える。日本では1人しかいない阿弥陀如来と勢至菩薩、観音菩薩の阿弥陀三尊を顕す『紫雲』が降臨することがあるという。

仕えるのは不動明王だ。本山は大阪泉佐野の大本山犬鳴山で、不動明王に加持祈禱することで、坂本法師の祈願が実現するのだという。大本山といえば、大本教の開祖・出口王仁三郎が修行した山でもあった。

近年ではプロ野球で大活躍し、２０１５年、セ・リーグで突如超一流選手として花開いた選手や、甲子園で優勝校となった菊川常陽高校など、坂本法師の加持祈禱が力となったという。その部屋は驚くほど狭く、物置小屋のような部屋には、所狭しと著名人の感謝状が無数にあった。

宮内の名刺を観た途端、「あなたはお宮の内で、天照大神が守護しています。神様がついているのは当然のことや」と告げた。こう言われたのは岩手・八幡平の防衛庁関連施設の売店で告げられた50代女性に次いで２人目だ。

宮内にこれまで起こった災いは「そういう場合、たいがい〝餓鬼〟が憑依《ひょうい》し、弄ばれるんや。自殺なんかほとんどそうや。あなたの母方の御先祖の中にはたいへん世の中に尽くさ

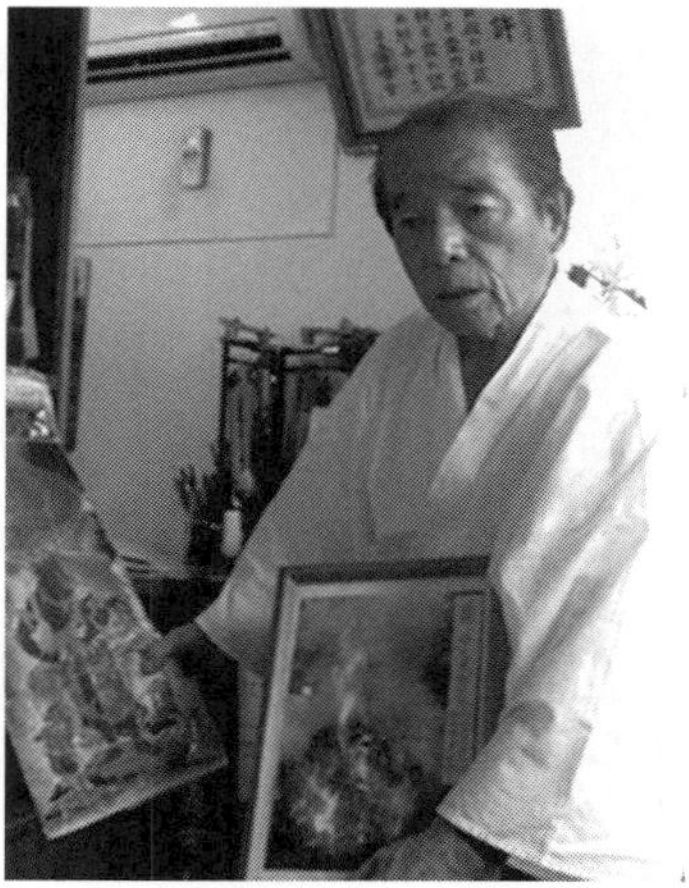

近畿不動霊場先達１号の坂本法龍法師

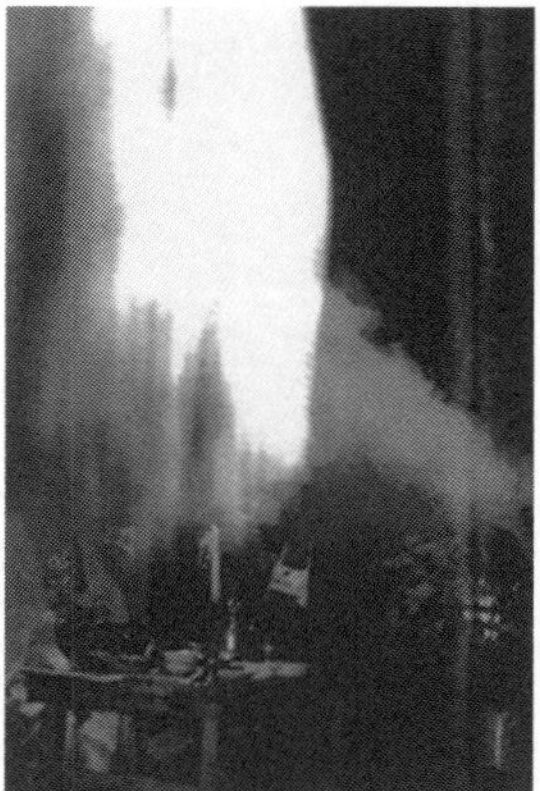

紫雲が降臨中の超常現象

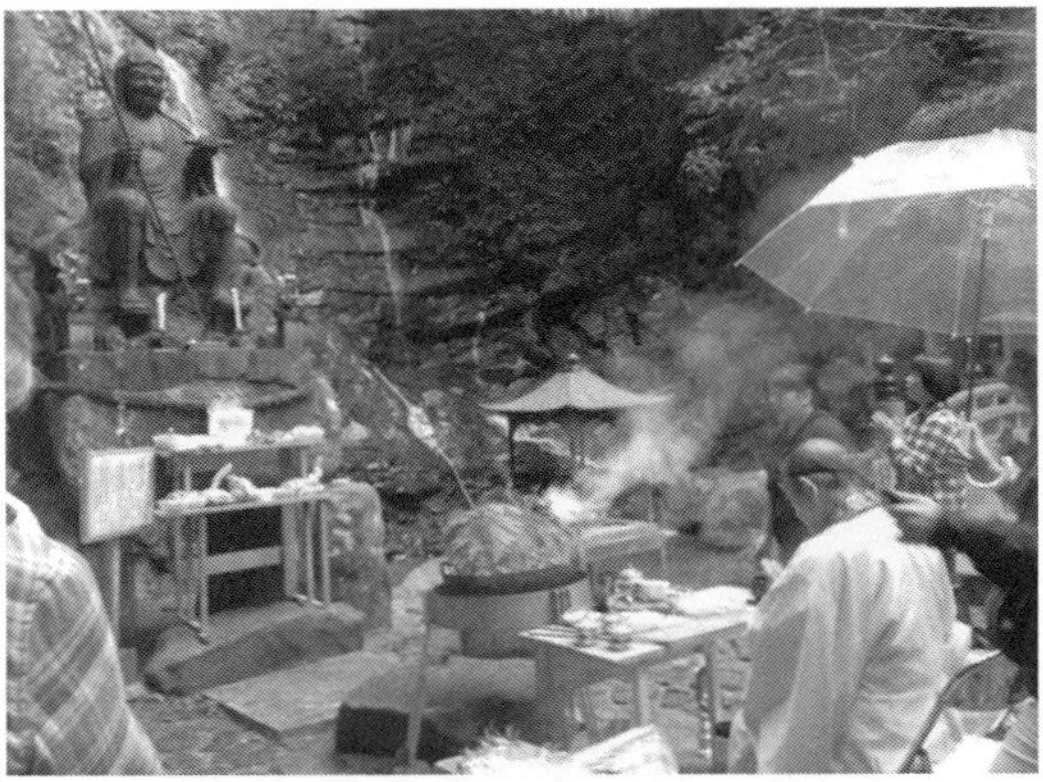

大本山犬鳴山で坂本法師から加持祈祷を受けた

れた方がいるようなので、だから〝餓鬼〟が頼って来たんや。この〝餓鬼〟払いはせなあかんな」と霊視した。

坂本法師はこれを除霊するため、わざわざ犬鳴山に出かけてくれた。そして、坂本法師しか許されていない滝の側で護摩を焚き、不動明王に守護を祈願してくれたのだった。

ちなみに、坂本法師や密教の行者が行なうような加持祈禱が現実化することは、多くの文献や言い伝えでも明らかだ。

実は近年、量子力学が明らかにしたように、宇宙空間には3次元世界と多次元世界が混在していて、その世界をニュートリノなどの素粒子が時空を超えて往来していることが判明してきた。過去、多くの古戦場や事故現場で目撃される幽霊の正体とは、この素粒子だった可能性が高い。この素粒子には、ノーベル賞受賞で広く認知されたように質量があることが観測された。

したがって、人間の思念や想念には力があり、病を快癒に導けることが可能なのだ。また、多次元世界に存在する神仏の力を借りることもできるわけだ。

過去、イエス・キリストは盲目の人を治したり、歩けない人に「さあ、立ち上がりなさい」とその場で奇跡を起こしたことが伝承されている。それは、この思念の力、つまりニュートリノなどの素粒子の力を使ったと思われるのだ。

宮内の話に戻る。坂本法師から「神がついている」と知らされたように、2015年になると、それまで苦しかった会社経営もようやく希望が見えて来た。OEM先の売り上げが急伸しだし、中国での反響には素晴らしいものがあった。

治験例も糖尿病やその合併症の改善例だけでなく、各種ガンの改善例なども報告され、宮内の予想をはるかに超えるものだった。

第 3 章

医療機関から報告された驚異的な症例

I 毛細血管が拡張し細胞壊死を修復する

この章では、医療機関から寄せられたシリカマットによる改善例を紹介する。ただし、症状や年齢、精神性、置かれた環境などによって改善症例には個人差があることをご了承いただきたい。

狭心症の発作が治まり、ニトログリセリン剤を使わずに朝まで熟睡できた

藤沼秀光院長（栃木・藤沼医院）の母（86歳）は狭心症で養生中だった。10月上旬のある晩のこと、狭心症の発作を3回起こしてしまった。

「この場合、ニトログリセリンを使い、発作を抑えます。ためしにシリカマットをひき、寝かせてみたら、なんと朝まで発作も起きずに熟睡したのです。

母も、すごく温かいし、よく眠れると喜んでいました。毛細血管の血流が改善し、自

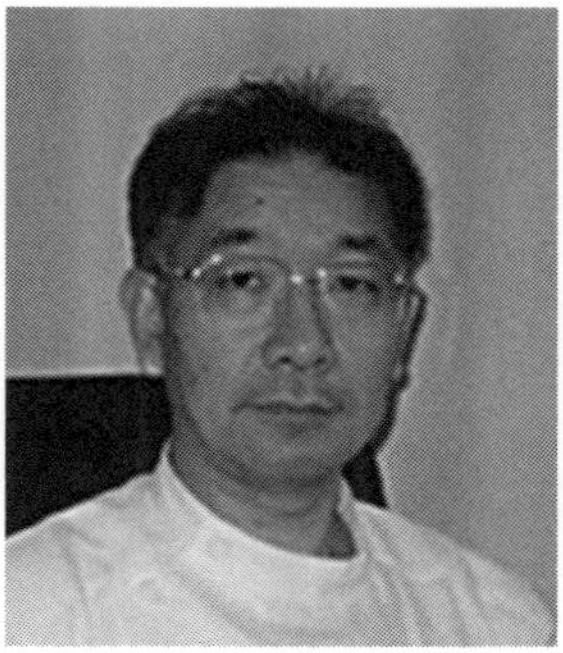
藤沼医院　藤沼院長

律神経が改善されたのだと思います」というのが藤沼院長の評価だ。

さらに「弊院では、患者さんの点滴時にもシリカマットに座ってもらっています。気分が落ち着き、リラックス効果があるようです。このマットは副交感神経に作用しているのでしょうね」。藤沼医院では、患者にも温熱療法の一環として勧めるほか、一般の診療にも広く活用しているという。

こうした医療機関から寄せられる症例は数多い。その一部を以下に紹介する。

18日間の使用で仙骨と踵の褥瘡がほぼ消失し、退院した

大阪市内の総合病院に入院していた63歳の女性は、平成17年12月27日の血液検査では総タンパクが6・4、アルブミンが4・0という数値だった。

そこで、平成18年2月18日から25日までの8日間、シリカマットを併用しながら治療を進めたところ、褥瘡の程度は、仙骨部で5センチ×3センチ、左外踵部で7センチ×4センチまで縮小していた。その後も褥瘡の改善は順調に進み、無事異常がなくなり退院したが、再発はしていない。

臀部の褥瘡が2・1センチ(縦)×1・0センチ(横)×0・8センチ(深さ)だったが、1カ月ほどでほぼ完治した

71歳の男性は平成18年2月2日の血液検査では、総タンパクが6・3、アルブミンが3・4だったが、平成18年3月4日の検査では、総タンパクが6・4、アルブミンが3・5と高くなっていた。

臀部には褥瘡があったので、シリカマットを2月2日から3月31日まで使用した。2月2日の時点では臀部に2・1センチ（縦）×1・0センチ（横）×0・8センチ（深さ）の褥瘡があったが、3月9日は0・7センチ×0・2センチ×0・5センチ、3月24日には0・5センチ×0・2センチ×0・3センチに縮小、3月31日にはほぼ完治した。

血糖値４００～５００が2カ月ほどで80～90に下がった

進化し続けるシリカマットの最新型による改善症例が大学医学部や各種の医療機関から報告されている。そのなかには糖尿病および合併症の改善例も数多くある。なかには、「血糖値４００～５００が、１カ月から2カ月ほどで80～90まで下がった」「ヘモグロビンＡ１Ｃが15～16から5～6の正常値まで下がった」という画期的な報告も続々届いた。

また、難治性疾患の代表に君臨するのが各種ガンだが、その改善例まで医療機関から報告されている。たとえば、子宮頸ガン、膀胱ガン、悪性リンパ腫で有名病院に入退院を繰り返していた九州の48歳の女性は、その年の12月25日に両足の動脈瘤閉鎖症と診断され、翌年1月12日に両足切断が予定されていた。

ある日、見舞客からシリカマットのことを聞き、看護師と相談して足に巻いてみることになった。その15分から20分後には薄紫色に冷たくなっていた両足がピンク色に変わった。

血管拡張効果によるものだが、看護師は驚き、現場の医師も大変不思議がったという。その後、症状の改善が進み、両足切断は免れた。ただ、残念なことにガンの治療が思わしくなく、亡くなってしまった。

脳出血で意識不明になり入院、寝たきりでできた床ずれが2カ月で完治した

平成14年秋、脳出血で意識不明となり、入院した男性がいる。手当が早く、一命は取り留めた。しかし、約4カ月も入院したため、床ずれが酷くなり、背中から臀部まで褥瘡ができ、穴が空いて、骨が見えるほど状態は悪かった。

そこで、シリカマットを使ってみたところ、効果が出るのは早く、2カ月ほどで床ずれは完治。また、神経障害が体全体に残り、寝たきりで家族の完全介護が必要だったが、この症状も消えた。言語障害は少し残っているが、通常生活ができるまで回復した。

右半身不随で入浴、トイレも1人でできなかったが、1カ月で他人の助けが必要なくなった

昨年夏、心筋梗塞で倒れ、入院した女性は右半身不随となり、入浴、トイレも１人でできず、退院後も寝たきりの状態となった。そこで思いきってシリカマットを使用したところ、１カ月で入浴・トイレに他人の助けを必要としなくなった。掃除も洗濯も自力でできるように回復した。

300あった血糖値が9日間で116にまで下がり驚かされた

6月2日に風邪をこじらせて来院し、血液検査を行なう。血糖値が３００あり入院することになったが、それまでシリカマットを使用。

その間に症状が改善し、6月23日の入院は延期。薬の服用やインスリン投与もせず、食

生活もそれまでと変わりなかったようだが、6月26日に再検査したところ血糖値が116まで下がっており、驚かされた。

心臓血管障害で死期を告げられた男性が驚くほど元気になり、右足を切断する必要がなくなった

30歳のころから糖尿病で常に足に痺れを感じていた男性が、その年の5月にやむなく左足を切断した。それから翌々年の2月には心臓血管障害と診断され、社会保険センターに緊急入院した。ところが、危篤状態に陥り、人工透析をしなければならなかったが、血管が極細になっており、人工透析をすると命が危ないことがわかり透析を中止した。

その後も治療が続いたが、シリカマットも併用すると、みるみる元気になった。本人は「死期を告げられたのに右足を切断することなく、生活を送れています」と喜んだ。

重度のぎっくり腰で立ち上がれなかったのに、1時間後にはつかまり立ちができるまで回復した

重度のぎっくり腰で起きることも立ち上がることもできなくなった女性が、シリカマットを使用したところ、約30分ほどで体が温かくなり、1時間後には物につかまって立ち上がれるようになった。その後も1日1日と回復し、普通に歩けるようになった。

下肢血流血管障害で左膝人工血管入れ替え手術が必要になったが、シリカマットを20日間併用し、痛みが消え普段通りに歩けた

下肢血流血管障害で左膝人工血管入れ替え手術を宣告された女性は、痛みが酷く、歩行困難で松葉づえを使用していた。そこでシリカマットを併用したところ、20日後には、痛みが消え、普段どおりに歩くことができるようになった。その後、レントゲンとＭＲＩの検査では、血流は元通りになったことがわかった。本人によれば股関節と左膝の痛

みも完全に感じないという。

長年血圧降下剤を飲んでいたが、約1カ月ほどで血圧が正常値の140まで下がった

高血圧で長年にわたり血圧降下剤を飲んでいた男性がシリカマットを併用したところ、約1カ月ほどで血圧が正常値140まで下がった。本人によれば「現在は心配することなく、元気にパート勤務できるようになっています」という。

寝たり起きたりでいつも具合が悪かったが、見違えるように回復し、外出も1人で自由にできるまでに

83歳になる女性はいつもなぜか具合が悪く、寝たり起きたりの生活を送っていた。ところがシリカマットを併用し始めると、寝たり起きたりすることがなくなり、見違えるように回復。1人で外出し、買い物も自分でできるまで回復。

普通の人でも大変な45度の傾斜のある土手も歩けるほど回復し、家族や周りの人たちからも驚かれたという。

糖尿病でインスリン治療を受けていたが、2週間でほとんど健康体となり、インスリン注射が不要となった

糖尿病を患い、過去3年間インスリン投与が欠かせない状態だった男性が、シリカマットを併用し始めると、２週間たったころから、症状が改善し始め、その後も順調に改善し、ほとんど健康体に戻った。

その後は、インスリン注射も不要となり、毎日仕事に励むことができるようになった。

200を下がったことがない血糖値が1カ月で100以上下がり、すすめた友人もびっくり仰天

深刻な糖尿病でありとあらゆる療法を実践、何度も病院に通ったこともある男性は、若

いころはキムタク似だったと本人が言うほどスリムだったそうだが、その後まるまると太りまるで相撲のリトル小錦。体重も115キログラムを超え、お決まりの糖尿病を発症した。治療を受けてはいたものの、医者が見放すくらいの重症だったので、中国の北京にわたって有名な気功師の治療も受けたりした。

途中からシリカマットも併用して治療を受けていたところ、1カ月たったころ、何と240あった血糖値が一気に135まで下がっていた。

それまでは200を下ったことが一度もなく、壊疽寸前まで悪化し、200万円かけて中国まで行って治療を受けていたが、こんなに早く結果が出て、本人がいちばん驚いたという。

血流改善効果、床ずれの予防治療効果が期待でき壊疽による両足切断を回避できる

（愛媛大学医学部付属病院　荒木博陽教授）

こうした症例について、10数年前からブラックシリカを知り、被験者の臨床試験データ

を観てきた前出の愛媛大学大学院薬剤学部の荒木博陽教授は、以下のように述べた。

「シリカマットの医学的効果を見ますと、臨床上から末梢血管の拡張作用による床ずれや糖尿病の合併症に治療効果の例が数多く示されています。過去、製薬メーカーに在籍していたとき、末梢血管拡張薬を開発したことがあります。その薬剤を点滴すると、下肢の血流が改善し、足がぽかぽかする体感を得られるのです。当時、この薬剤は年間500億円市場を形成しています。この薬剤は注射薬であることから、静脈炎・血管痛などの副作用を伴う場合もありますが、シリカマットはまさしく副作用なしで、この薬剤と同様の効果が得られているわけです。末梢動脈閉塞症は、血栓や動脈硬化を引き起こした部位に発生し、放っておくと壊疽を引き起こし、敗血症を併発する場合もあります。進行した場合には、両足切断という厳しい選択をしなければなりません。

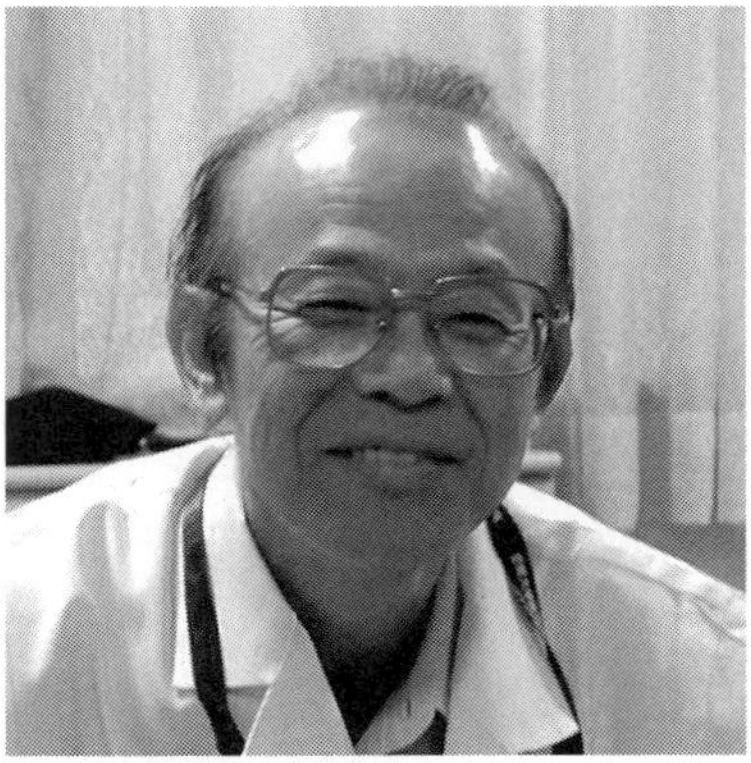
愛媛大学　荒木博陽教授

現代医療では壊疽を発症した場合、切断するしか治療法がありませんので、このシリカマットで末梢動脈の血流量を増やし、血流を改善することができれば切断を免れることができると考えられ、素晴らしい効果といえるでしょう。シリカマットによる血管拡張作用のメカニズムは、血管の平滑筋に直接作用し、弛緩することが考えられます。当然ながら、末梢動脈が拡張すれば高血圧症の改善にもつながる可能性が考えられます。血圧降下薬では頭痛、胃腸障害、心臓病などの副作用を併発しますが、このマットはそういう副作用は一切ありません。

血糖降下作用は有効率がどれくらいなのかは臨床試験からは確認されていませんので何とも言えませんが、**末梢動脈が拡張し、血流を改善できれば、細胞に栄養や酸素が運搬されますので、各臓器の機能も向上する**ことが考えられます。

したがって、現代医療とも共存が可能です。血管を拡張できれば、薬剤の使用量も減らせることにもつながりますので、医療費の削減にも寄与できるかもしれません」

とくに現代医療では、糖尿病の合併症で発症する細胞の壊疽が起こった場合、最悪両足の切断しか選択肢はないので、合併症で悩んでいる人々にはこのシリカマットはたいへんな朗報となるわけだ。

Ⅱ 体温が上昇すれば万病を改善できる！

◎低体温33℃台が37℃台まで上昇した

阪大医学部の附属病院の関連施設では、15人の床ずれ患者を被験者に1カ月半ほどシリカマット使用を実施し、基礎体温が33℃台の低体温が平均37℃まで上昇したことは前章で述べた。

この体温上昇による健康効果は素晴らしい。今日、死因のワースト1に君臨しているのがガン死なのだが、ガン患者の体温はほとんど34℃から35℃台の低体温なのだ。

したがって、この低体温が改善されれば、ガン克服の道筋も見えてくるのだ。

また、低体温下では、新陳代謝が低下し、酵素の活性と免疫力が著しく低下する。たとえば、1℃体温が低下すると免疫力は37％、基礎代謝12％、体内の酵素の働きは50％低下することが医学的に証明されている。

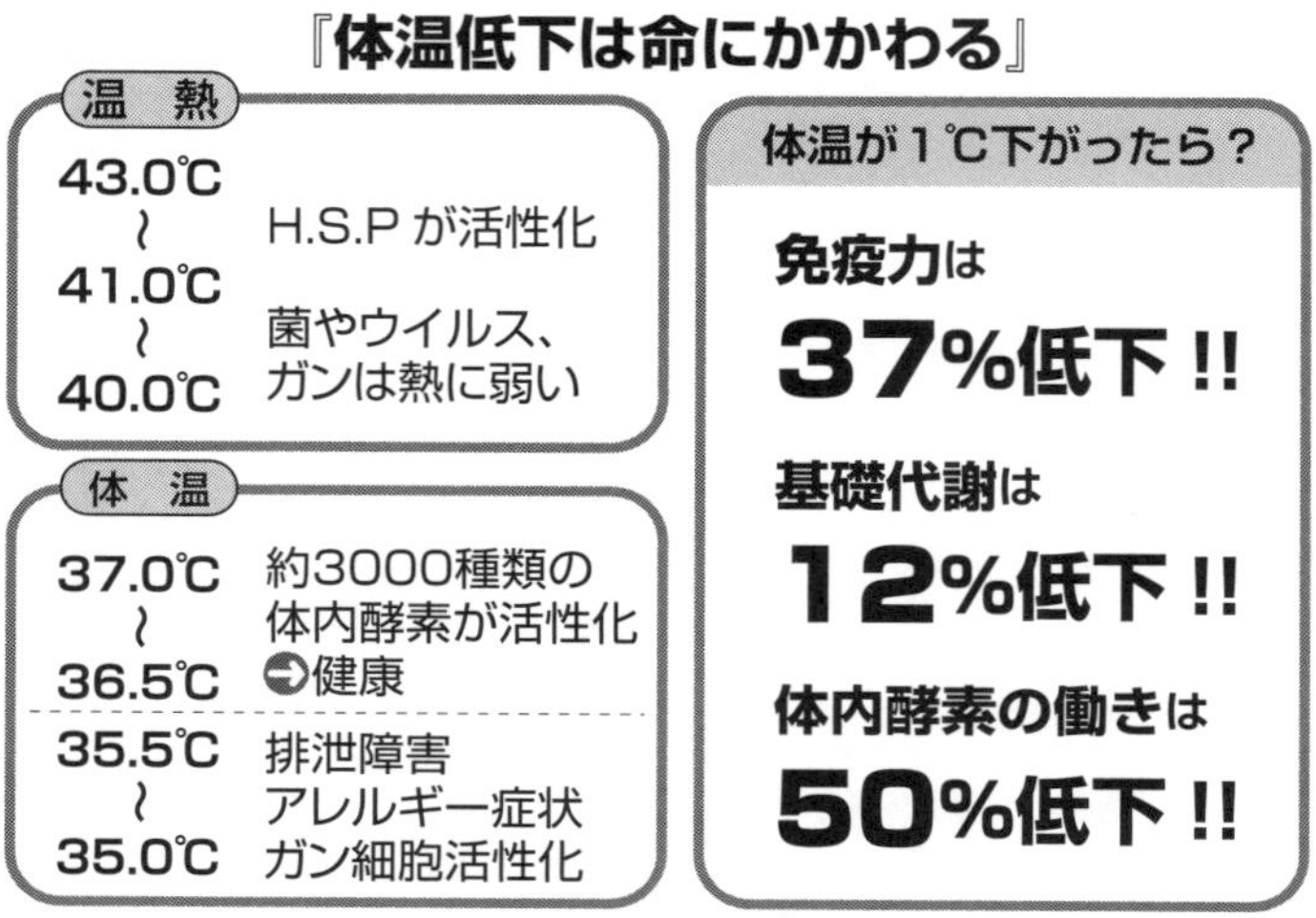

『体温低下は命にかかわる』
温　熱
43.0℃
〜
41.0℃
〜
40.0℃
H.S.P が活性化
菌やウイルス、
ガンは熱に弱い
体　温
37.0℃
〜
36.5℃
約3000種類の
体内酵素が活性化
➡健康
35.5℃
〜
35.0℃
排泄障害
アレルギー症状
ガン細胞活性化
体温が1℃下がったら？
免疫力は
37%低下!!
基礎代謝は
12%低下!!
体内酵素の働きは
50%低下!!

『ガン治療に夜明けを告げる』（花伝社）

体内で生理作用を担うのは、酵素の働きだ。栄養分を分解、消化吸収し、各組織に運搬し、排泄する作業の一切は、酵素が働いてこそ円滑に進む。

今日判明している酵素は3000種類ほどだが、体内には数十万種類の消化酵素と代謝酵素が存在していると考えられているのだ。酵素栄養学の大家エドワード・ハウエル博士によれば、「一生に使える酵素の量は決まっており、酵素を使い果たしゼロになった時が死」というのだ。

よく知られている酵素では、血栓を溶解するウロキナーゼ、若返りを促進するスーパーオキシドディスムターゼ（SOD）、糖分を分解するグルコシダーゼなどだ。したがって、こうした酵素が活性化しないと消化も代謝も円滑化できず、老化が促進したり、代謝不全からメタボリックシンドロームを発症したりすることになる。

若返り酵素のＳＯＤは、有害物質や細菌、ウイルスなどが体内に侵入した際、または過換気呼吸やストレスが増大した際、大発生する活性酸素を無害化する重大な酵素だ。

活性酸素はガンや心臓病、高血圧、糖尿病、白内障、認知症、アトピー、喘息、リウマチなどの慢性病の８割方に関与するといわれるので、このＳＯＤなくして慢性病克服は不可能ともいえる。

今日、40代男性の２人に１人がメタボとされているので、現代人は低体温に陥っているわけだ。

シリカマットは薬も飲まず病院にも行かず、寝るだけで低体温を改善し、しかも酵素活性を円滑化することができる。ガンをはじめとする難治性疾患、心臓病、心筋梗塞、そして〝死の四重奏〟といわれる肥満、糖尿病、高血圧、高コレステロール血症（高脂血症）などの生活習慣病の改善が期待できるのだから、医療費削減の大きな切り札になり得るわけだ。

◎ガン細胞は〝冷え症〟と〝低体温〟によって引き起こされる

〝冷え症〟は軽く見られがちだが、ベストセラー『免疫革命』を著した元新潟大学教授安保徹博士の最新理論によれば、「**ガンだけでなく、慢性病をはじめ、うつ病や認知症、心筋梗塞などの万病は〝冷え症〟と、もう一つ〝低酸素〟によって引き起こされる**」というのだ。

言い換えれば、ガン細胞はこの冷え症と低酸素の状態で増殖するともいえる。つまり、冷え症が日常的に持続することは、生命体にとっては生命存続の危機に陥っている状態だ。そこで、生命体が延命するために細胞が先祖返りし、単細胞に変化したのがガン細胞ではないかというのが安保博士の最新理論だ。

また、今日、現代社会は〝1億ストレス社会〟と言われて久しい。要するに、働きすぎによって神経が過緊張状態に置かれているのが現代人というわけだ。この神経の過緊張状態下では、交感神経が優位だ。このため血管は収縮し血流が悪化して、低体温が引き起こされるわけだ。

そうして交感神経の優位が持続し、低体温が長期間続けば、全身に60兆個あるとされる細胞の〝発電所〟との異名があるミトコンドリア系が不活する。

細胞のエネルギー産生

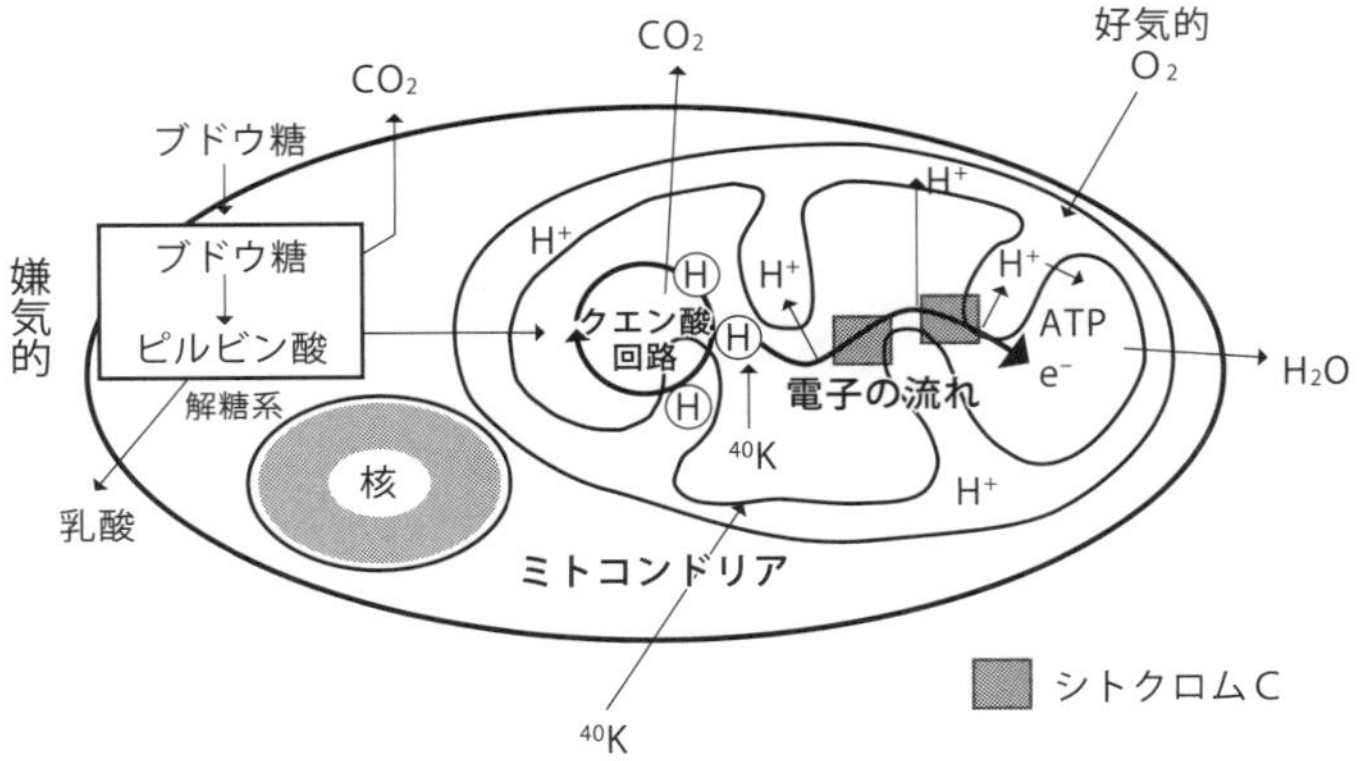

体を温めるとミトコンドリアが活発化し、クエン酸回路を使いエネルギーが生成されるとともに、ガン細胞が生きづらい環境ができる

ミトコンドリアの主な働き

◎アデノシン三リン酸（ATP）の生成
◎ヒートショックプロテイン（HSP）の産生
◎活性酸素を無害化するスーパーオキシドディスムターゼ（SOD）やグルタチオンの産生
◎シトクロムC（ガン細胞の自殺死誘導酵素）の産生

『希望の免疫学』（花伝社）

実は、私たちの細胞が元気でいられるのは、細胞1個当たり数百から数千個存在するミトコンドリアがその内部に共棲しているからだ。体温が正常に維持されるのは、この原始細胞ゾウリムシのようなミトコンドリアが活性し、アデノシン三リン酸（ＡＴＰ）というエネルギーが作られているからに他ならない。これがノーベル賞を受賞したＴＣＡサイクル（クエン酸回路）理論だ。

これを要約すれば、こうだ。たとえば、車が動くのはエンジンのシリンダー内にガソリンが送られているからだ。しかし、これだけでは車は動かない。このシリンダー内でガソリンが発火し、燃焼してはじめてエネルギーが生じる。このエネルギーによってピストン系が起動し、車が走ることができる。この発火装置こそミトコンドリアといえる。

このミトコンドリアが不活すれば、ＡＴＰというエネルギーが作られなくなり、細胞の代謝が損なわれるわけだ。細胞組織に酸素や栄養素が送られなくなれば、細胞は徐々に劣化し、やがてその組織細胞の機能が著しく低下、障害を引き起こすことになる。

したがって、このミトコンドリア系の不活は、組織細胞の機能低下を意味し、万病を発症する源とも言い換えることができる。

◎不妊症で3年から5年間悩んだ5人の女性が赤ん坊を授かった！

この低体温は、不妊症の大きな原因とする医療現場からの報告もある。ＮＨＫの番組では「低体温の女性の基礎体温が上昇すると、妊娠しやすくなり、不妊が解消する」というような主旨が解説された。

実は、シリカマットの愛用者では、３年から５年間、妊娠できなかった女性５人ほどが見事に〝赤ん坊〟を授かったことが報告された。

体を温めることで妊娠したという症例は、このシリカマットの使用例だけでなく、温熱療法や東洋医学を実践、指導するクリニックや医療サロンなどからも複数報告されているので、体を温める戦略は、不妊症にとっても大いに実践してみるべきだ。

くどいようだが、この温熱療法は薬剤を飲むわけでもなく、入院し施術を受けるわけでもない。体温を上昇させ、酵素の働きを活性化することにある。基礎体温上昇は、思わぬ朗報をもたらしてくれる可能性が高いと思われるのだ。

◎ガン細胞は40℃から42℃の熱で死滅する

前出の安保博士によれば、「**ミトコンドリアの不活が脳で起きた場合、うつ病を発症し、長引いた場合は認知症につながる。心臓が影響を受けた場合は狭心症や不整脈、心筋梗塞などの誘発につながる**」というのだ。

うつ病や心臓病の人の顔色が悪いのは、血流が悪化し、ミトコンドリアの働きが低下していたことによるものだったわけだ。

「ガン発症は低酸素と低体温によるものなので、ガン消滅のためには体を温め、リラックスし、深呼吸をくり返す有酸素運動が効果的です。ミトコンドリア系代謝を復活させれば、ガン細胞の分裂は1カ月から3カ月以内で止まる」(安保博士)という。

血流が改善できれば血液中の酸素濃度が高まり、ミトコンドリア系エネルギー代謝が促進する。その結果、体温が上昇すれば発ガン予防のほか、健康維持に大いに貢献できるわけだ。

体温上昇によってもう一つわかってきたのは、健康維持、若返りに欠かせないHSP(ヒートショックプロテイン)というタンパク質の産生が促進されることだ。このHSPの研

究で著名な名古屋大学の伊藤要子准教授によれば、

①ＨＳＰの産生は熱ストレスがいちばん有効
②ＨＳＰはどんな細胞でも遺伝子コピーされ、細胞を修復する
③細胞のアポトーシスを抑制し、細胞を強化する
④ＨＳＰはＡＴＰ（アデノシン三リン酸）回路を使い、どんな細胞でも修復するレスキュー効果を持つ

これらを見てもわかるように、ＨＳＰとは何ともありがたいタンパク質ではないか。このＨＳＰが活性化する温度は41℃から43℃だ。早い話、**お風呂のお湯を40℃から42℃に設定し、10分から20分ほど浸かる〝温熱療法〟を実行すると、どんな病気でも治すタンパク質ＨＳＰが作られ、細胞を修復してくれる**のだ。

さらに、ガン細胞は38℃以上の熱に弱いという特性があるので、ガン細胞を死滅させることもできるのだ。これが『ＨＳＰ入浴法』だ。

このＨＳＰ入浴法は、アスリートの間でも人気を集めつつある。競技本番の２日前にこ

の入浴法を実践していれば、当日、最高のパフォーマンスを発揮できるからだ。また、抗ガン剤や放射線などによる通常療法を行なわずに、ガン治療を行なっている自由診療系の代替療法として脚光を浴びているのがこの温熱療法なのだ。

古来、柚子湯や菖蒲湯などが民間療法で重宝されてきたのは温熱効果とともに、柚子や菖蒲からソマチッドが湯船に流入、これを皮膚から吸収することで健康を育んでいたわけだ。これにブラックシリカによるソマチッド活性効果や温熱効果が加われば、今後ますます注目が高まるに違いない。

◎抗ガン剤などの三大療法はガンの初期にしか効かない!

筆者はすでに20年以上、新聞記者として医療現場を取材してきた。なかには呆れ果てるほどの現代医療の実態を見てきた。一方、ガンを代替療法で治す名医も相当数取材できた。呆れるほどの実態とは、治療に効果がないと知りながら、抗ガン剤などを多投する医師たちが多いことだ。米国ケタリングガンセンターというガン研究の最高機関と、元ガン研究所に長いこと在籍し、西洋医学の長所と短所を知り尽くした堂福隆一医学博士は、こう述べられた。

「抗ガン剤、放射線、手術の三大療法が効果的なのは初期の場合だけで、進行再発ガンの場合は現代医療では打つ手がないのです」

今日、ガン死は36万人を超えた。堂福博士によれば、「この数値は、ガンで死ぬのではなく、肺炎や免疫不全などの合併症で死ぬケースが多いのです」というのだ。

したがって、進行・再発ガンに罹った場合、民間療法および温熱療法やサプリメント療法などの統合医療を実践したほうが助かる確率が俄然高いという事実だ。

実際、堂福博士は10数年前からガン患者を指導し、再発・転移ガンには民間療法と代替療法を指導し、多くの患者を治癒に導いている。

中でも全国及び海外から訪れる末期ガン患者に代替療法を実践するガーデンクリニック中町（世田谷区）は、国内でも屈指の治癒率をあげていることで知られる。ここでのガン攻略の第一歩は、ホルミシス岩盤浴で体温を温めることから始まる。次に60℃前後の熱を発する宝石岩盤マットと遠赤外線ドームを使って、患者の体温を38℃前後まで高めることだ。さらに光線療法やマイナス還元イオン療法などの理学療法も交える。

そして、食事療法と免疫力を高めるサプリメント療法や、即効性を高めるビタミンB_{16}の注射、ビタミンCなどの点滴療法を実践し、極力腸内細菌叢と免疫力を正常化する療法を組み合わせていることだ。

「患者さんのほとんどは低体温で、なかには34℃台の人もいます。1週間ほどホルミシス岩盤浴と温熱療法を実践すれば、ほとんどの患者さんが発汗できるようになり、体温は35℃の低体温から37℃前後の正常値まで高まってきます」とガーデンクリニック中町の吉水公子理事長は断言する。

こうなればしめたもの。**ソマチッドが活性化し、免疫力と自然治癒力が向上、ガン細胞を単独で攻撃するNK（ナチュラルキラー）細胞やマクロファージなどの免疫細胞が活性化する。そして、温熱治療の相乗効果と相まってHSPが大量に産生され、ガン細胞は縮小してゆく**わけだ。

◎ブラックシリカは温熱・赤外線療法としてガンの予防治療に大きなチカラを発揮

宮内が開発に成功したシリカマットは、前述したホルミシス岩盤浴や温熱・赤外線療法などと同等な効果が期待できる。しかも熱源なしで1カ月半ほどで体温を37℃台に高める

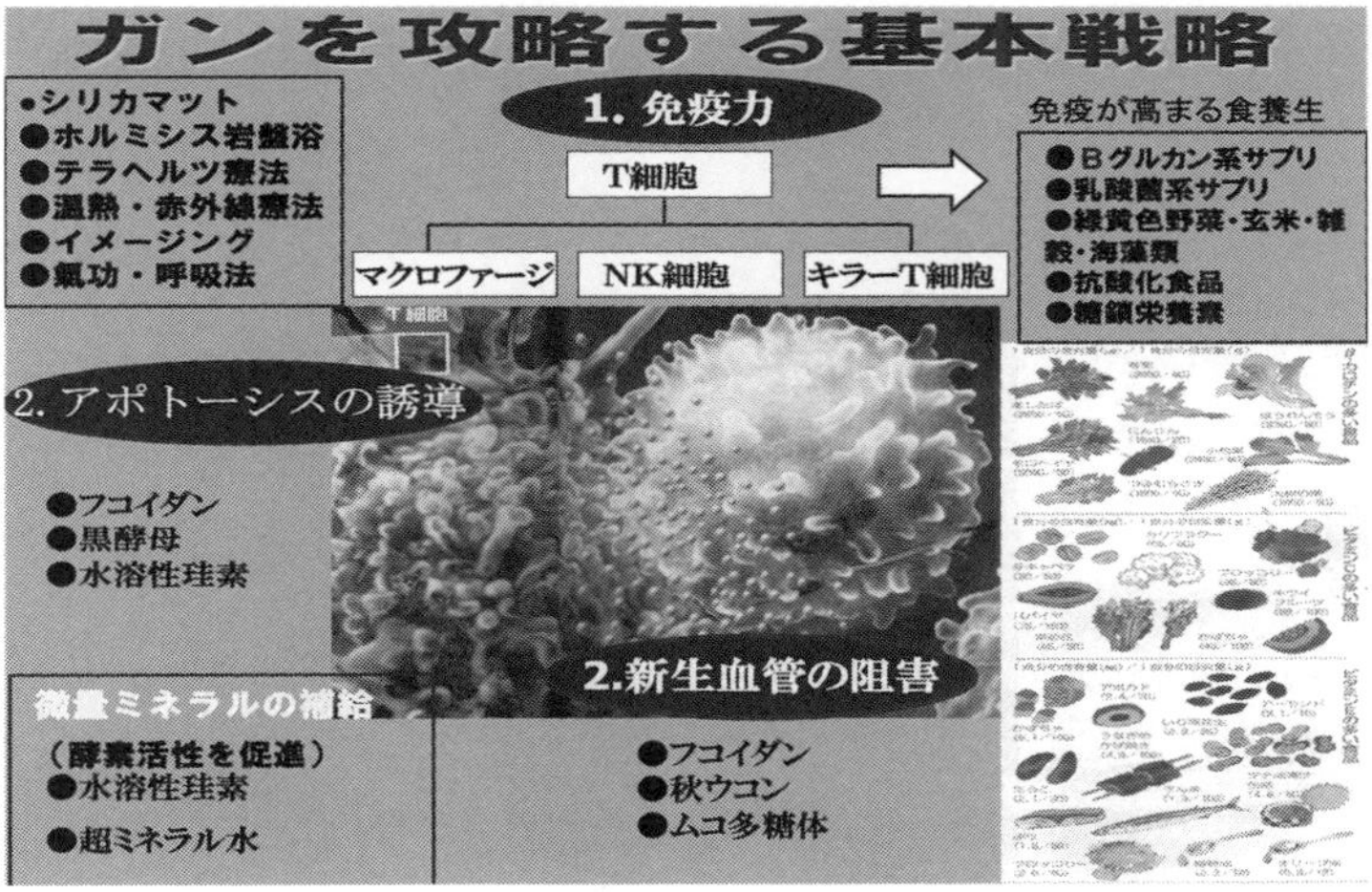

『ガン治療に夜明けを告げる』（花伝社）

ことができるのだから、ガンの代替療法にはもって来い！　の武器となり得るわけだ。

ガン治療でいちばん大切なことは温熱療法で免疫力を高めることだ。抗ガン剤で免疫力を落としてはならないのだ。抗ガン剤の問題については後の章で明らかにするが、２０１４年５月、ＷＨＯでは「抗ガン剤には害毒がある」ことを決議し加盟国に通達したらしい。

欧米諸国のガン治療の潮流は、できるだけ抗ガン剤の使用を少なくし、栄養療法やハーブ療法、そして心理療法や運動療法などを患者の容態に合わせ統合する〝個別医療〟なのだ。

ガン患者が１００人いれば、発症した原因もさまざまなら、それぞれ症状にも個人差があるはずだ。それを紋切型に抗ガン剤と放射線、手術という三大療法、または通常療法を使用するしか選択肢がないというのは異常だ。

このことを知らないと、せっかくいただいた命を捨てることになりうることを知らなければならない。元日本統合医療医師の会・宗像久男医師は、常々こう話す。

「抗ガン剤を勧められたら、少なくとも〝その抗ガン剤で私のガンは治るのですか。先生が私の立場だったら、その抗ガン剤を使いますか?〟ぐらいは聞くべきです」というのだ。

こう聞かれたら、ほとんどの医師は〝うーん〟と唸るか、〝効くか、効かないかはやってみないとわからないだろ〟と怒鳴られるかもしれない。怒鳴られたら、早々この病院は止め、セカンドオピニオンを求めるべきだ。今や、ガンで命を落とすのは、3人に1人の時代だ。けっして他人ごとではない。必ず、あなたご自身やご家族でも起こり得る問題なのだ。

このようなガンに対する確かな予防治療は、体温を上げることと自律神経を正常化することだ。〝神の石〟との異名があるブラックシリカをもっとも効果的に活用したシリカマットは、大きな力になってくれるに違いない。

第４章

ガンより怖い!?
糖尿病の合併症

I 放っておくと両足切断、網膜症を発症する

◎糖尿病患者の半数に自覚症状がない！

２０１４年度のガンの年間死亡者はついに36・5万人を超えた。およそ患者総数は２００万人、年間80から90万人がガンに罹るといわれる。糖尿病患者及びその予備軍もこれに劣らず深刻な状況にある。

近年の国民健康・栄養調査によれば、糖尿病患者９５０万人、疑いのある予備軍は１１００万人となり、合計２０５０万人となった。

実に一般市民の５人に１人が糖尿病、もしくは予備軍というわけだ。

２０１４年の国際糖尿病連合の調査でも世界的に増加傾向であることが判明、その数は3億８６７０万人に達する。隣の中国ではその数が1億人を突破した。

生活が急激に豊かになり、油もの中心の食生活になったことで患者が増えているわけだ。

怖いのはその半数が糖尿病を自覚していないことだ。

実は、**糖尿病が怖いのは自覚症状がないまま、気がついたら合併症を発症、取り返しがつかない事態に進展している場合が多い**ことだ。合併症が進展した場合、白内障や視野の真ん中が欠ける黄斑変性症になり、酷い場合では失明したり、壊疽《えそ》によって足を切断しなければならないこともある。さらに脳溢血で寝たきりや半身不随に陥ってしまうケースも少なくないのだ。

ガンに罹患、進行・転移した場合、抗ガン剤などの通常療法を避ければ、その副作用に苦しむことはない。抗ガン剤を投与することで、概ね免疫力と体力は著しく低下し、体重が激減、気力も低下する。また、この抗ガン剤投与によってガンが再発するケースも少なくないのだ。それよりも、体を温める温熱・赤外線療法を実践、免疫力を正常化しサプリメント療法と適切な食養生を実践すれば、ガン克服の道筋が見えてくる。

しかし、糖尿病の場合は、その半数が自覚症状がないまま、合併症を発症する。

糖尿病の指標は、ＨｂＡ1ｃ（ヘモグロビン・エーワンシー）値が6・5％以上。男性のＢＭＩ値（世界共通の肥満度の指標・標準は22）25以上の「肥満」は28・6％に達しているので、肥満の中高年は要注意といえる。

糖尿病の合併症は、細小血管障害と大血管障害とに大別される。早い話、**高血糖の持続によって血管と神経に障害が生じ、それから発生する組織細胞の病変とも言い換えることができる。**糖尿病の三大合併症は、神経障害と腎障害、そして網膜症だ。

神経障害は糖尿病罹患後5年から10年で発症するといわれ、罹病期間が長いほど、閉そく性動脈硬化症を発症し、四肢のしびれや下肢の冷え、下腿の疼痛、そして、潰瘍や壊疽に発展、最悪足の切断を余儀なくされる。

腎障害は糖尿病に罹患し10年ほどを経て発症。当初は高血糖のため、腎臓の糸球体濾過量は多いが、やがて尿中にタンパクの一種アルブミンが排泄されるようになる。そして、腎機能の低下とともに血清クレアチニンの濃度が高くなる。最終的には腎不全に陥り、人工透析しなければ、生命が存続できなくなる。こうして年間3万6000人が人工透析を余儀なくされるわけだ。

網膜症は、罹病期間が20年を超えると80％以上が発症し、網膜症が重症化、白内障や黄斑変性症を来たし、最悪失明に至る。その数は年間4000人に達する。

糖尿病の初期は、血糖コントロールが可能なので、〝タンパク質制限食〟や〝炭水化物制限食〟などを実践し、この時期に糖尿病を予防したい。しかし、この初期に自覚症状がないので予防治療を怠ってしまうわけだ。

残念ながら、現代医療では合併症を発症した場合、進行を抑制することはできても元には戻せないので、余計、初期の段階での養生が求められる。したがって、糖尿病は恐ろしい病であることを知るべきだ。

◎糖尿病患者は心筋梗塞死を誘発しやすい！

糖尿病の大血管障害では動脈硬化症を発症し、脳出血と心筋梗塞を発症するケースが高くなる。この病での糖尿病の患者の死因はガンに次ぐ。近年では**心筋梗塞による死が増加傾向にあり、非糖尿病患者の3から4倍に達し、若年層では脳梗塞の頻度が高い**とされるので、要注意といえる。

糖尿病の初期では、のどの渇き、尿の量・回数が増える、体重が急激に減る、全身がだるく疲れやすい、目がかすむ（視力障害）、尿に糖が出る、立ちくらみ、手足のしびれ、インポテンツ（性欲減退）、月経異常などが見られる。

初期の代表的な症状である「のどの渇き、尿の量が増える」のは、膵臓から分泌されるインスリンのコントロールが効かなくなり、大量のブドウ糖を尿と一緒に排泄してしまい、体の水分が失われるためだ。

食べているのに「体重が急激に減る」のは、インスリンによってブドウ糖に分解されず、エネルギー不足になるためだ。その結果、ブドウ糖が細胞組織に運ばれないため、細胞中のミトコンドリアの機能が不活化し、エネルギーが作られないので全身がだるく、疲れやすくなってしまうわけだ。

原因は、食べ過ぎと運動不足、肥満、ストレスなどが考えられる。

簡単に言えば、食べ過ぎによって、膵臓から分泌されるインスリンが不十分となって肝臓や筋肉などに蓄積されるべきブドウ糖が、糖のまま血管や神経に蓄積してしまい、組織細胞が損傷を受けてしまった状態だ。

死の四重奏と怖れられている「糖尿病」、「高血圧」、「高コレステロール血症（高脂血症）」、「肥満」の四つの因子が揃うと致死率が高まるので、注意が必要だ。

高血圧症は4000万人、高脂血症は2200万人にも達し、70歳代の2人に1人が降圧剤を飲んでいるとされる。これが、平均寿命が女性で世界一（男性3位）の実態だ。

早い話、高齢者は薬漬けか、ベッドで寝たきりとなって生かされているのが実情ではないだろうか。中でも、もっとも避けたいのは、動脈硬化が引き起こすくも膜下出血だ。くも膜下出血による年間死亡者は、現在１万４０００人ほどを数える。発症すると半分が死亡するか、または寝たきりになるというのでこれも恐ろしい。

その８割方が半身不随や顔面麻痺、または言語障害などの障害者となってしまう。発症者の１割ちょっとほどしか健康体に戻れないのが現状だ。

残念ながら、働き盛りの40代から60代のビジネスマンに多く見られる血管障害だ。半身不随や言語障害になってしまったら、必ず家族または専門機関の介護のお世話にならなければならない。介護保険の見直しが進む中、介護するほうも受けるほうも辛い現実が待っている。できるなら、この病だけは避けたいものだ。

◎白い精製食品を減らせば高血糖が短期間で正常化する

この糖尿病や動脈硬化を誘発する要因として、近年ではお菓子や甘い物、ご飯、麺などの炭水化物が挙げられてきた。蕎麦、ラーメン、ギョーザなどといえば、毎日のように食べている方も多いのではないだろうか。

しかし、この炭水化物が糖（グルコース）に分解され、酸化・酵素反応によって糖化反応が促進するというのだ。

そして、肌に含まれるコラーゲンやエラスチンなどと結合し、ＡＧＥｓという『糖化最終生成物』に変性。これが神経障害及び網膜症、腎症の糖尿病の三大合併症や動脈硬化を促進するということがわかってきたのだ。

それだけではない。骨粗しょう症や骨関節症、アルツハイマー病（老人斑の原因となるアミロイドβタンパク質の凝集）、皮膚の老化を促進するというのだ。信じられない話だが、これは医学的に証明された説なのだ。

したがって、**近年の健康維持法、またはアンチエイジング法では、炭水化物摂取の30％カットが適当**なようだ。

カイチュウ博士で著名な藤田紘一郎東京医科歯科大学名誉教授は、10数年ほど前、インドネシアに行った時、あまりに暑いのでスポーツ飲料や清涼飲料水を飲み過ぎて『ペットボトル症候群』にかかってしまった。

そこで、日本糖尿病学会が推奨する〝エネルギーの６割を糖質から摂取する『高糖質低カロリー〟を実践したが、高血糖は治まらなかったのだ。高血糖を下げたのはインスリン療法

『ＡＧＥｓは動脈硬化や糖尿病などの慢性病を招く』

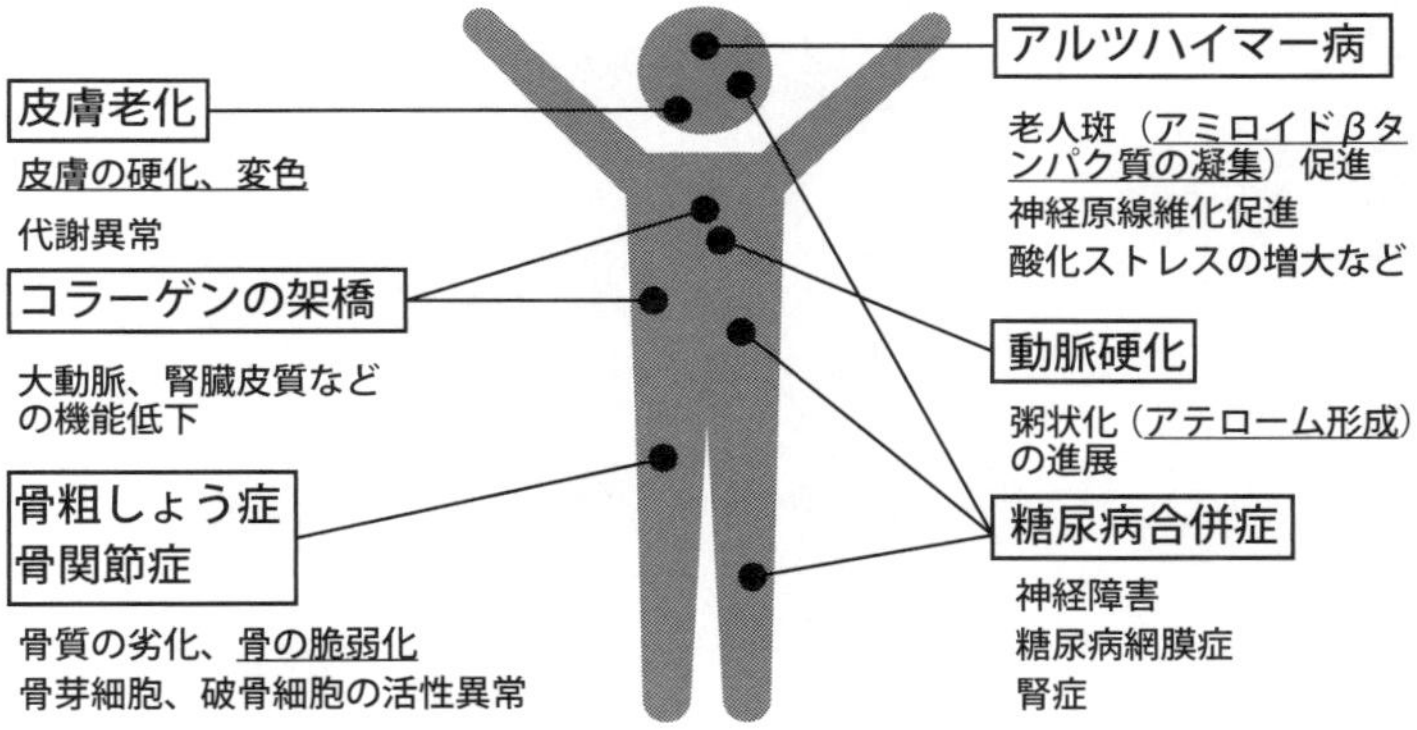

さまざまなトラブル（老化）の原因

だった。その後、高糖質低カロリーを続け、摂取エネルギーの６割を白米や麺類などで補ったところ、空腹時血糖が４５０mg／dℓとなり、糖尿病を発症してしまった。

今度は、自分でエネルギー代謝を研究し、**若い人が使う解糖系の栄養素となる白米や白パン、麺類、ギョーザなど糖質が多い食べ物を一切止めてみた。**

するとあっという間に高血糖は正常値になり、中性脂肪も減った。ここで出た結論は、「50歳過ぎたら高糖質の食べ物は止め、白米や白パン、うどんなど、白く精製された食べ物は避ける。その代わり、微量ミネラルと食物繊維が豊富な五穀米や玄米を少量、イモ類や豆類などからでんぷんを摂り、血糖を急激に高める精製食品は摂らない」だった。

こう書くと、砂糖業界やスイーツファンから「脳の栄養素はブドウ糖なので、これではボケる」と反論されそうだ。しかし、藤田教授によれば、「脳がボケたり、アルツハイマーになるのは、脳内で発生する活性酸素が原因で、ボケない脳を維持するには活性酸素の害を減らすことが大切です。

そのためには**50歳過ぎたら、ミトコンドリア系のエンジンが働けるよう、糖質を含む白い精製食品を制限することがガン、心筋梗塞、糖尿病などの慢性疾患だけでなく、ボケも防ぐ**ことができます」という。けだし名言だ。

藤田教授の著した『50歳からは炭水化物をやめなさい』(大和書房)はベストセラーだ。ついでながら、この炭水化物制限食を1週間ほど実践すると、たちまちお腹回りがサイズダウンする。血糖値も1、2カ月で大幅に改善するので、この食養生はおススメだ。

◎白砂糖の過剰摂取で高血糖と低血糖が乱高下しキレる性格が出来上がる!

白い精製食品の中で、一番過剰摂取が問題なのが白砂糖だ。精製されているので、血中

『白砂糖の過剰摂取がキレる原因』

白砂糖を多く使ったお菓子や
清涼飲料水を過剰摂取すると
血糖値が急激に上昇する

↓

上がった血糖値を下げようと、
体内からインスリンが大量に
分泌される。すると、高血糖
から低血糖状態になる

↓

今度は副腎からアドレナリン
が分泌され、再度高血糖になる

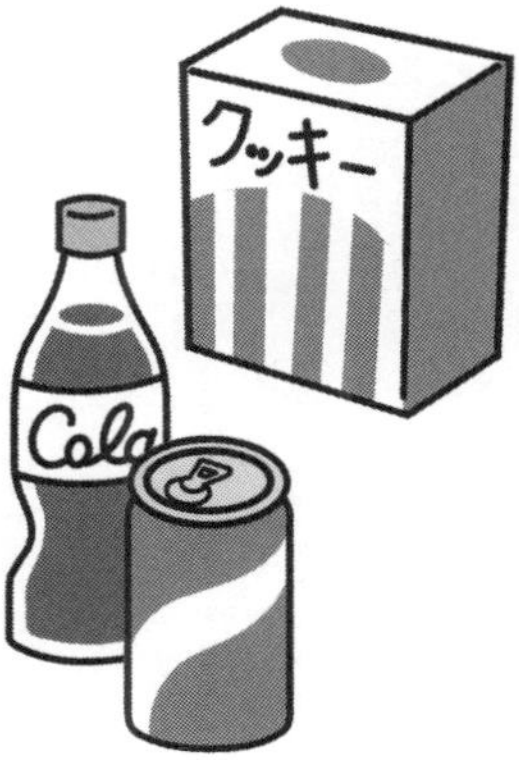

アドレナリン
＝攻撃ホルモン

↓

興奮状態になり、攻撃性が高まる

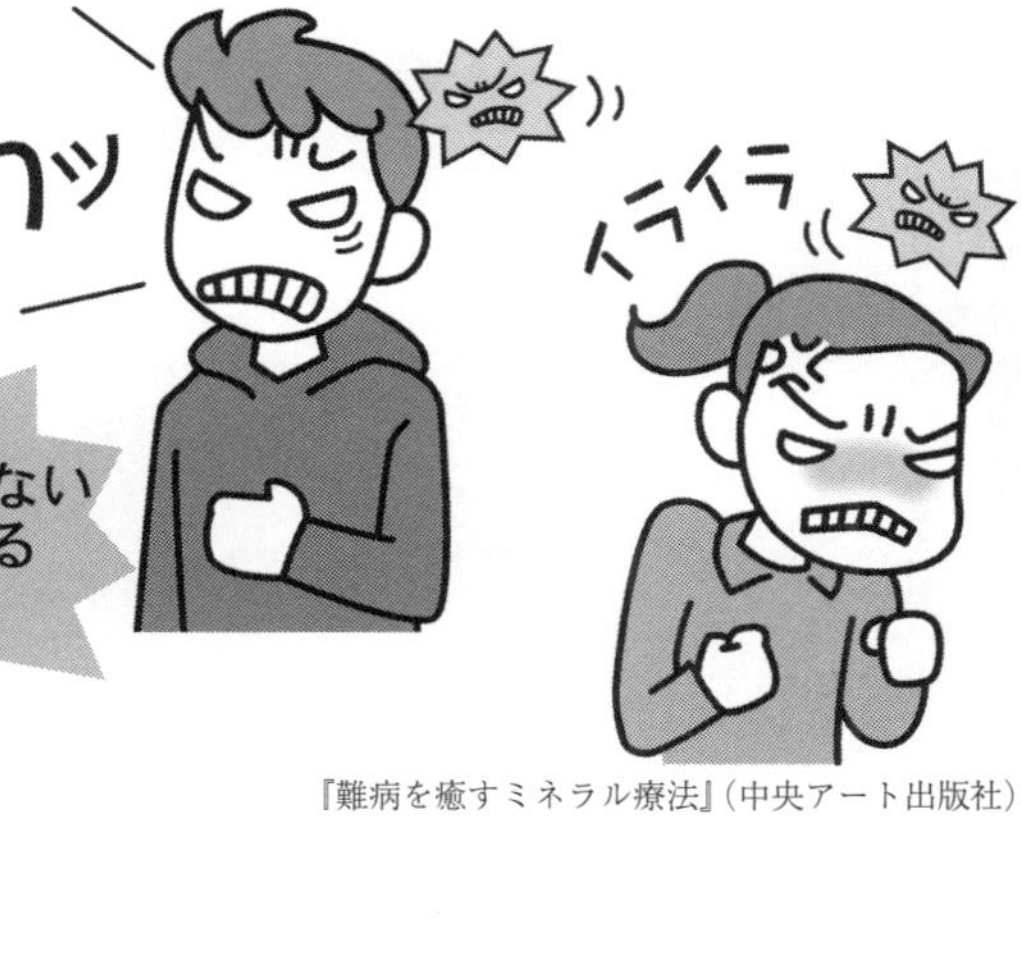

↓

落ち着きがない
イライラする
すぐキレる

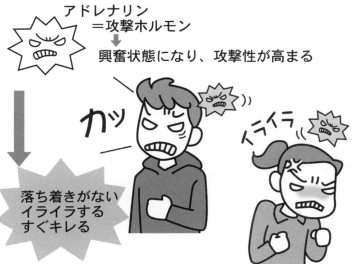

『難病を癒すミネラル療法』（中央アート出版社）

に素早く取り込まれ、一気に高血糖状態を招くからだ。高血糖になると体は緊急事態となるので、インスリンが大量に分泌され、低血糖状態となる。

低血糖も非常事態なので、今度は副腎からアドレナリンが分泌され、再度高血糖になるわけだ。このアドレナリンは別名〝攻撃ホルモン〟と呼ばれ、興奮し、攻撃的な性格に陥ってしまう。こうした乱高下が繰り返され、〝落ち着きがない〟〝イライラする〟〝すぐキレる〟性格が作られることがわかってきたのだ。

砂糖の摂取は1日角砂糖5個、20グラムが適量とされているのだが、加工食品や清涼飲料水に相当の砂糖が含有しているのだ。

たとえば、缶コーヒー100ミリリットルに14グラム、アイスクリーム1人分80グラムに14グラム、カステラ100グラム中に37グラムなど、驚くべき量の比率で砂糖が含有している。

この他でも菓子パンやスナック菓子、チョコレート、清涼飲料水にもかなりの量が含有している。この白砂糖の研究では、岩手大学の大沢博名誉教授が詳しく、実際、少年院に収容されている暴力的な少年や、統合失調症などの少年に炭酸飲料や清涼飲料水、スナック菓子の摂取を減らし、**その代りに100%の果物や野菜ジュース、新鮮な果物、ピーナ**

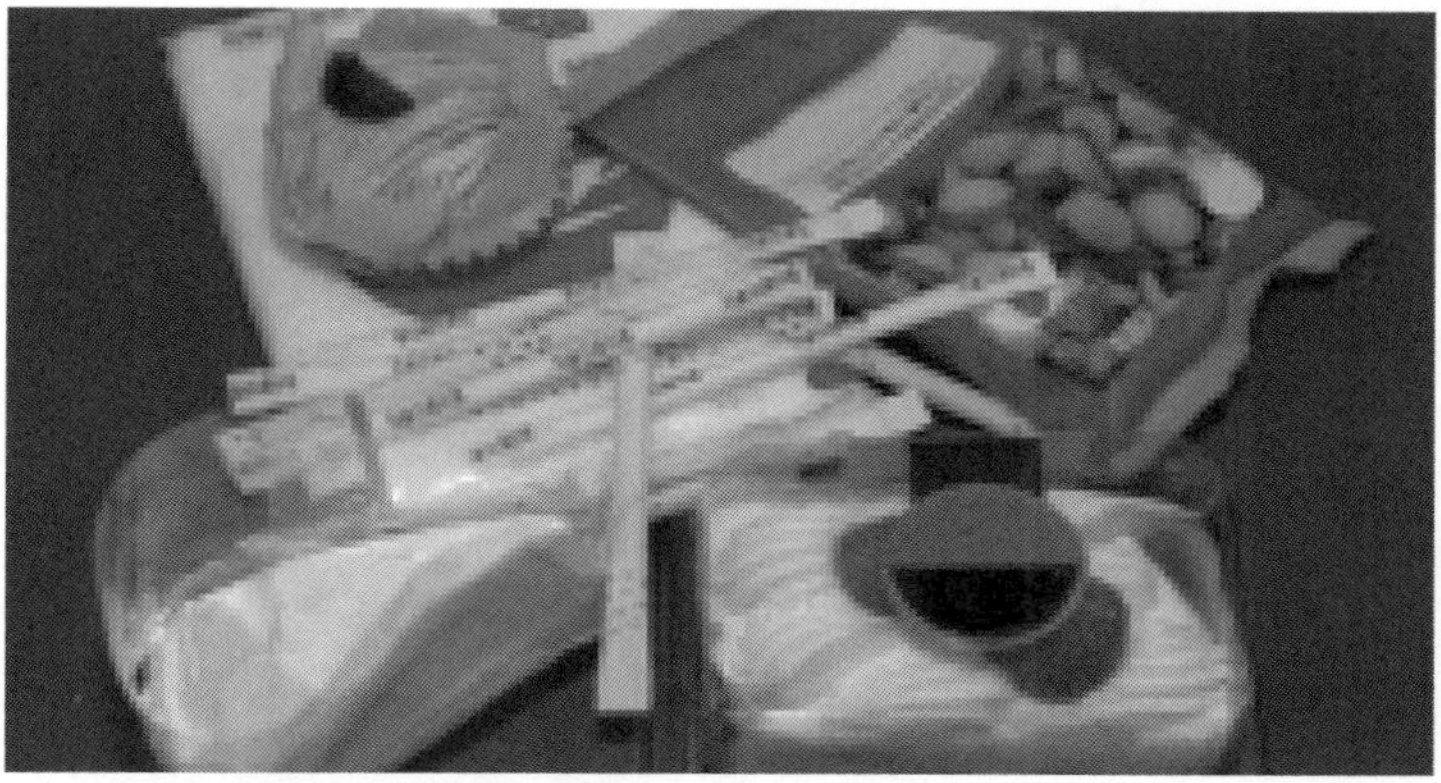
ガン患者は白砂糖を絶対摂ってはいけない

ツツなどを与えることで、治療効果を高めることに成功しているのだ。

このことからも明らかなように、これらを日常的に摂ることで、イライラやキレるだけでなく、体の組織細胞が糖化され、糖尿病の合併症を発症するほか、体の老化が促進されるわけだ。

事実、犯罪を起こしている青少年の部屋には、必ずといっていいほど「清涼飲料水、スナック菓子、缶ジュース、カップラーメンなどのジャンクフードが散乱している」という共通点がある。

ちなみにガン細胞はこのブドウ糖の取り込みが通常より16倍高いことがわかっている。前出の元日本統合医療医師の会会長宗像久男医師は、「ガンを発見する装置でペットが活躍していますが、これはガン細胞がブドウ糖を集める特性を応用した装置なのです。現代医療では、ガン患者にブドウ糖が入った点滴をするのが日常化していますが、これはまさしくガンを増殖させているとしか思えない療法と言えます」と語る。何とも矛盾を孕んだ現代医療ではないか。

◎低体温が糖質コルチコイドを分泌、高血糖を誘発する

高血糖を引き起こす最大の要因では、前出の安保徹博士によれば高血糖を誘発するのは食生活のほか、ストレスも最大の原因というのだ。

ストレスが持続すると交感神経が優位になり、血管が収縮し、低体温に陥ることを前述した。同教授が著した『やっぱり、やっぱりガンは治る』（コスモ21）によれば、「ストレスによる交感神経刺激でアドレナリンとノルアドレナリンが分泌され、血圧上昇と脈拍上昇、血糖上昇が誘発されます。これは緊急事態を乗り越えるための反応です。もう一つ、糖質コルチコイドの分泌です。アドレナリンは副腎の髄質から、糖質コルチコイドは副腎の皮質から分泌されます。ストレスと副腎は密接な関係にあります。糖質コルチコイドは血糖上昇と低体温の体調を作るのです」と述べられている。

『ミトコンドリア』

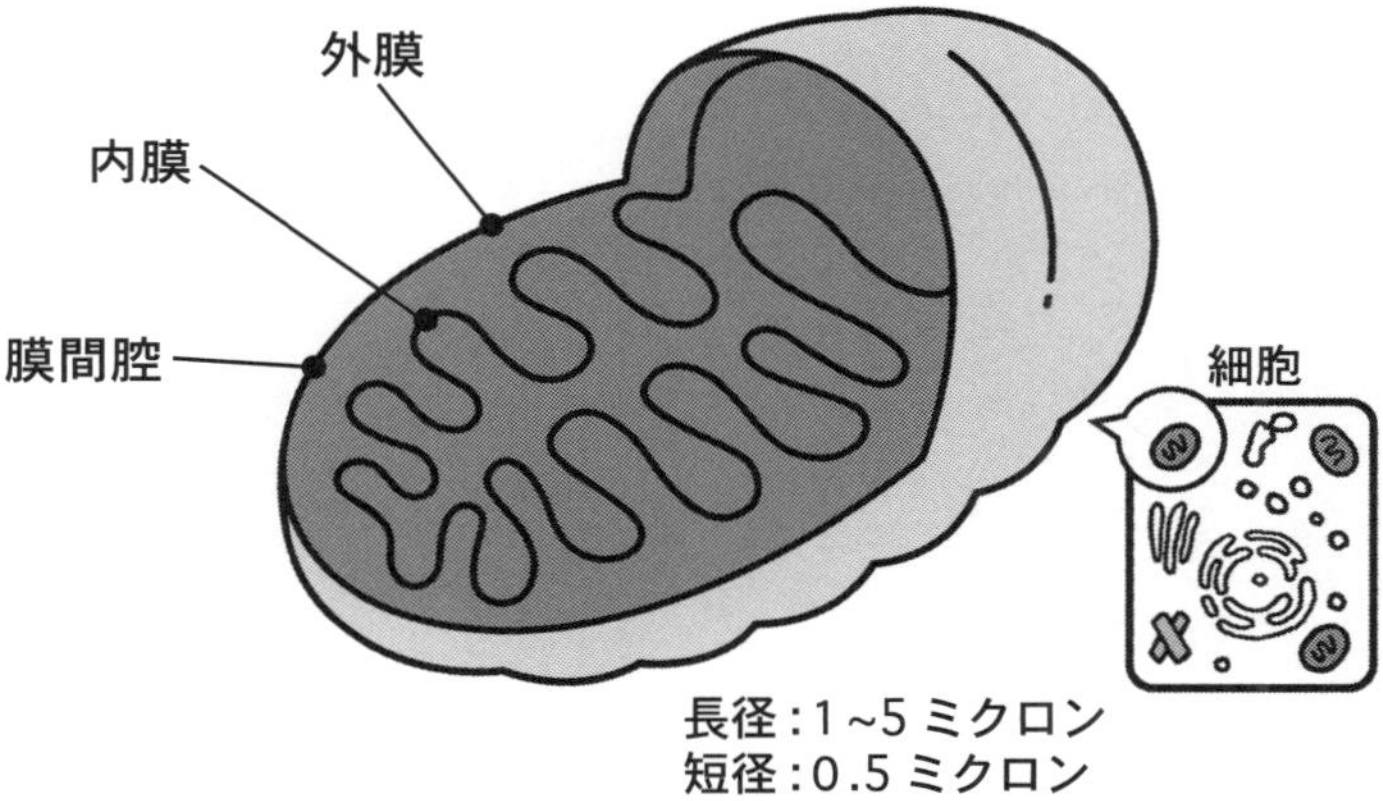

この『発電器官』はATPを産生、細胞に元気を与える

要するにストレスによって、高血糖と低体温が引き起こされるというわけだ。

実は、**人間には細胞のエネルギー代謝が解糖系と、前出のミトコンドリア系の2つが備わっている**という。解糖系は酸素を嫌いブドウ糖を分解し、短距離や重い物を持ち上げたりするときなど瞬発力を使う場合に使われる。ミトコンドリア系は心臓や肝臓、大脳など長期的にゆっくり運動する筋肉を使うときに酸素を使ってエネルギーを得る。人間にはこの2つのエネルギー系が備わっているというのだ。前出の藤田教授は、後者のミトコンドリア系エンジンが順調に働けるよう、糖質を制限したわけだ。

体が疲労したり、ストレスに曝された時、

甘いものが欲しくなるのは、解糖系が糖質を要求する所為だったのだ。

したがって、生き方の無理や心の悩み、働き過ぎなどのストレスが持続すると、高血糖と低体温が引き起こされ、病を発症するというのだ。

「とくに低体温では腎臓病、目の病気、糖尿病、不整脈などを発症し、36℃以下に届かないような低体温となり、顔色が悪く、手足は冷たいでしょう。このような病気を薬で治そうとするのは無理なのです」と安保博士は指摘する。

解糖系が長期間刺激されることで分泌される糖質コルチコイドは、ミトコンドリアの中で働くので、直接ミトコンドリアの働きを阻害する。その結果、細胞のエネルギーとなるATPの生成が抑制されるのでさまざまな臓器や器官の働きが低下するわけだ。

結論を言えば、無理な生き方を止め、ストレスが負荷されないような生活に改め、そして体を温めれば、糖尿病などの慢性病は治るというのだ。

現代医療が行なう〝薬漬け医療〟が負担となって国民医療費は40兆円を超えているわけだ。世界の薬市場は80兆円とされ、日本の人口は世界の2％に過ぎないのだが、日本は12％の10兆円ほどが推計される異常事態といえる。

この本で述べた**シリカマットは、薬も使わず、病院も行かず、ただ眠るだけで、糖尿病**

の原因となる低体温を1、2カ月で改善できるのだから、医療費削減に大きく貢献できるわけだ。

もちろんのこと、ただ単に寝ていれば良いということではないので、朝の太陽光を浴びる早朝ウオーキングや腹式呼吸による有酸素運動が必要だ。そして、糖質制限食を実践、野菜や魚介類をよく摂るなど工夫すれば、ミトコンドリアが活性化し、体温が上昇、細胞組織が元気を取り戻すはずだ。

これは糖尿病の予防治療だけでなく、ガン克服のための養生法にもつながるので、是非実践していただきたい。

◎体の血管の95％前後は毛細血管で成り立っている！

人間の体は60兆個の細胞で構成されていると述べた。この細胞に酸素や栄養のほか、赤血球や白血球、血小板、そして老廃物などが血管を通して運搬されているわけだ。

血管は動脈と静脈に分類でき、酸素や栄養素を末梢細胞に届けているのが動脈だ。細胞から排出される二酸化炭素や老廃物を運ぶのは静脈だ。

体内の血管はこの2種類に分類され、そのおよそ95%以上は毛細血管から成り立っているのだ。**その長さはおよそ10万キロメートル、実に地球2周半ほどの長さに達する。**これほどの長さの毛細血管が体内に張り巡らされ、まさに人体は血管から成り立っていると言っても過言ではないかもしれない。

この毛細血管の直径は5マイクロメートル前後とかなり細い。この中で細胞に酸素や栄養素を運搬している赤血球の大きさは7から8マイクロメートルなので、毛細血管より大きい。そのため、赤血球はつぶれた状態で血管の中を移動し、末梢の細胞に栄養素を届けているわけだ。

したがって、動物タンパク摂取過多や食べ過ぎによって、毛細血管中に糖が流入し、血液がドロドロしていたり、悪玉ＬＤＬコレステロールなどの老廃物が沈着し、細くなっていたのでは末梢の細胞組織に酸素や栄養素は運ばれなくなってしまう。

細胞組織が酸素や栄養素を受け取れなくなれば、細胞組織の働きは低下し、代謝が円滑化できなくなる。やがて、細胞組織が機能不全に陥り、慢性病が誘発される仕組みだ。

ところが、人間には防御システムが起動しており、血管内に目詰まりを起こすＬＤＬコレステロールや血管壁から脱落した血栓などを食べてくれる貪食細胞と呼ばれるマクロフ

『血管の全長は約10万kmで
そのうち95%以上は毛細血管』

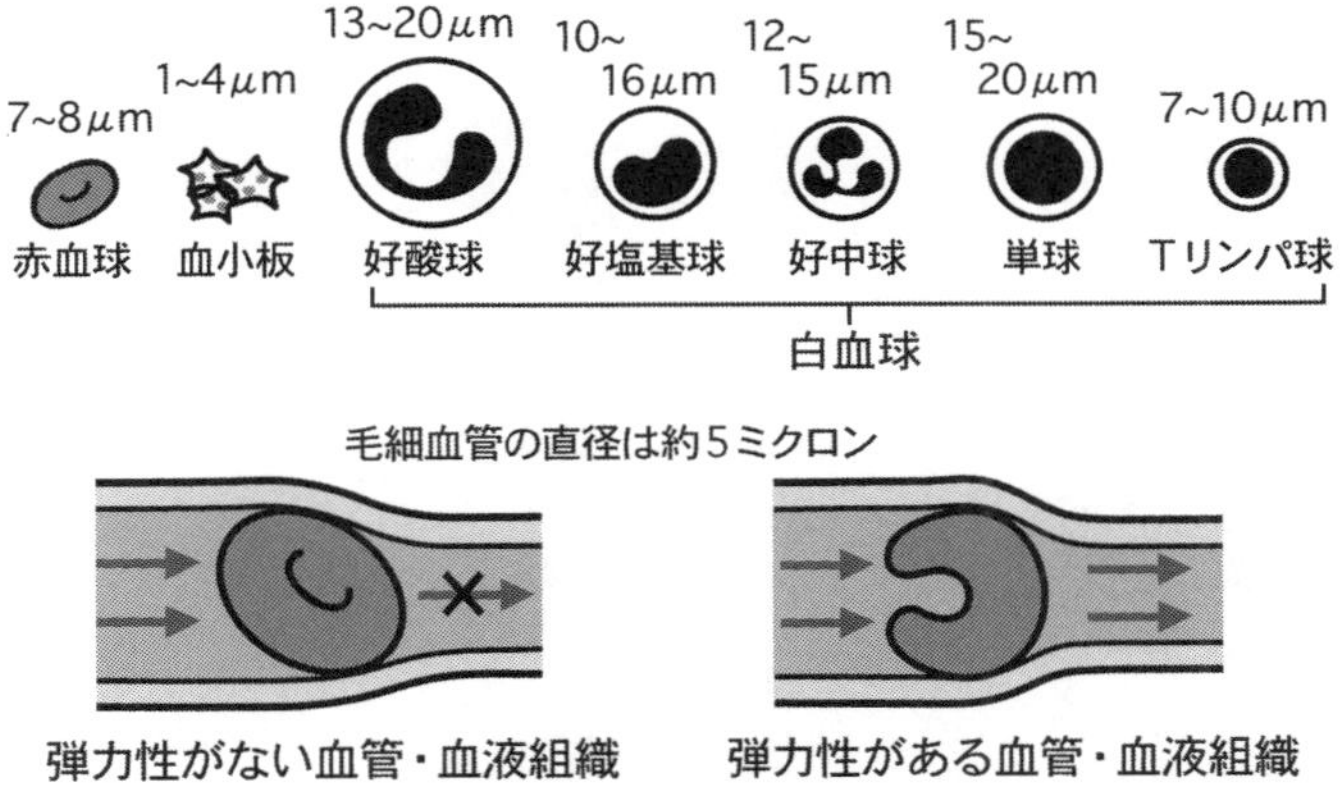

『再生医療を変革する珪素の力』（コスモ21）

『動脈硬化発症のメカニズム』

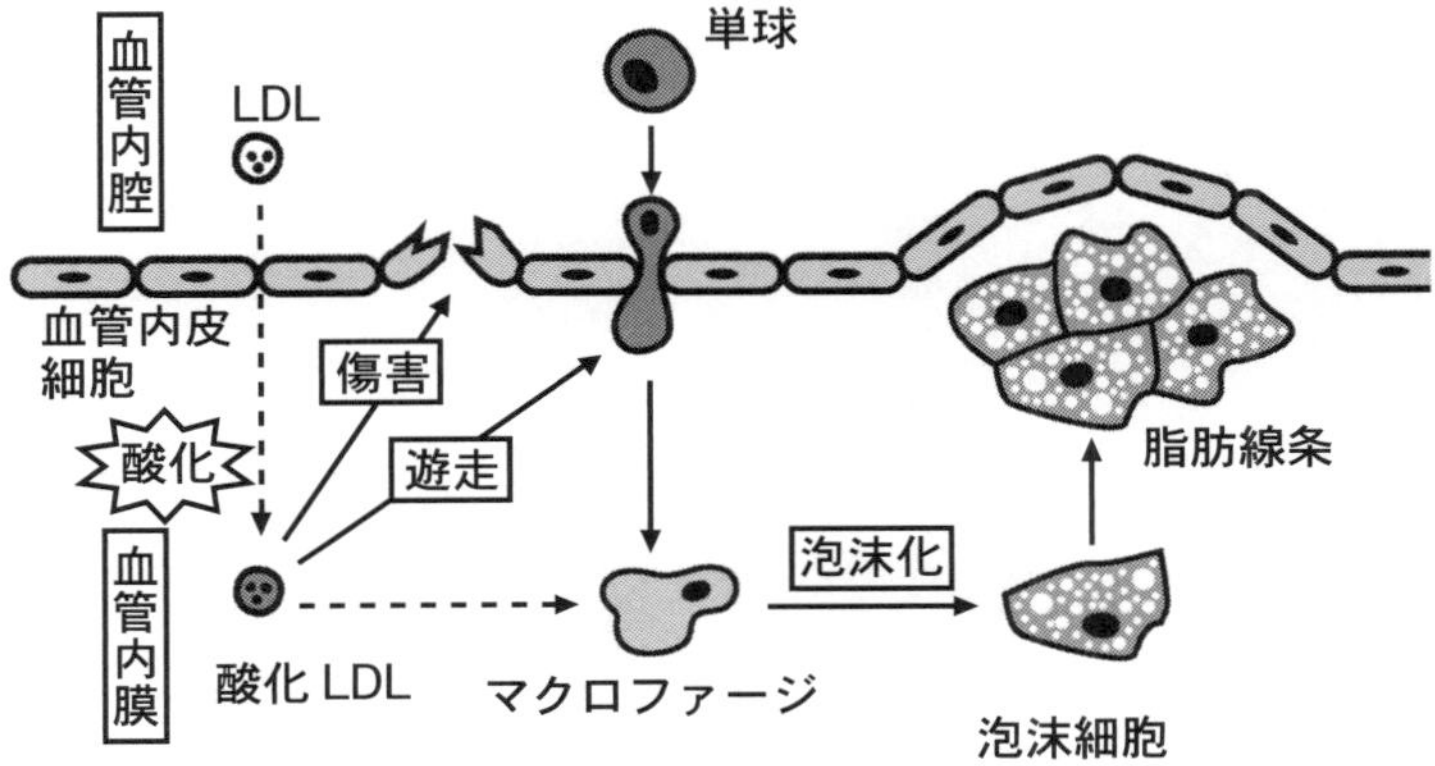

血液をサラサラにすることが病を予防する

ァージが存在する。このマクロファージが体内を循環パトロールし、この老廃物や血栓を掃除してくれる。

それだけでなく、細菌やウイルスが体内に侵入した場合やガン細胞が発生した場合でもこの樹状細胞とも呼ばれるマクロファージが出動、捕食してくれる。

何とも有難い防御システムだ。このお陰で私たちはウイルスに感染することもなく、ガンを発症することもなく、健康でいられるわけだ。

とはいえ、食べ過ぎが日常化し、毎日毎日老廃物が血管内に入ってきたのでは、さすがにマクロファージも悲鳴をあげ、やがてはダウンしてしまう。

この時の残骸が血管内でゴミと化し蓄積、やがて血管壁が弾力性を失ったり、時には動脈瘤ができて、破裂し内出血を引き起こしたりする。これが動脈硬化のメカニズムだ。死因の上位に君臨する心筋梗塞や脳梗塞はこうして発症する。

これに対し、**シリカマットは毛細血管を開き、全身の血流を改善することができるので、糖尿病だけでなく、心筋梗塞や脳梗塞の予防にも大きな力を発揮してくれる**わけだ。

Ⅱ　体を温めればガンは癒える

◎シリカマットは抗ガン作用も発揮する！

ガンの予防・治療で欠かせないのが、自律神経が支配する免疫システムだ。

前項で安保博士が述べられたようにストレス過多も交感神経を刺激し、血管を収縮させる要因なので、あまり無理せず頑張らないことが大切なライフパターンだ。

そこで、過緊張の状態から温泉や岩盤浴などで体を温め、リラックス状態にライフパターンを切りかえれば、副交感神経を優位にすることができる。副交感神経が優位になれば、免疫力が正常化し、自然治癒力を高めることができるわけだ。

この免疫力とは、前述した樹状細胞のマクロファージや、〝殺し屋〟と称されるNK（ナチュラルキラー）細胞、免疫の司令長官的な働きをするT細胞などの白血球のことだ。この免疫力は、前述したように体温が1度低下すると37％低下する。

健康な人でガン細胞は1日3000から7000個発生することが判明しているのだが、免疫力がガン細胞を発見、攻撃し、破壊してくれるのでガン発症から私たちは免れているわけだ。

ガン細胞を攻撃し、ガン発症を防御するメカニズムはこうだ。

もし仮に何らかの理由でガン細胞が発生した場合、**一番最初に出動するのが貪食細胞のマクロファージとNK細胞**だ。これが自然免疫系といわれる。

NK細胞は単独でガン細胞だけを選択的に攻撃し、酵素を発射してガン細胞を破壊してくれる。いわば第一次防衛部隊といえる。そしてこの第一次防衛部隊の力が低下した場合、次に獲得免疫系という第二次防衛部隊が出動する。この**免疫部隊の司令長官的な働きをするのがヘルパーT細胞**だ。ヘルパーT細胞は、マクロファージの貪食能力を高めるため、インターフェロン（IFN-γ）を放射し、マクロファージを活性化。同時にB細胞にも攻撃命令を出す。

この免疫軍団にガン細胞の情報を提供するのは、最初に出動、ガン細胞に襲いかかったマクロファージだ。この情報をもとにキラーT細胞とヘルパーT細胞、B細胞がガン細胞に穴を開ける毒素や破壊する酵素を発射するのだ。

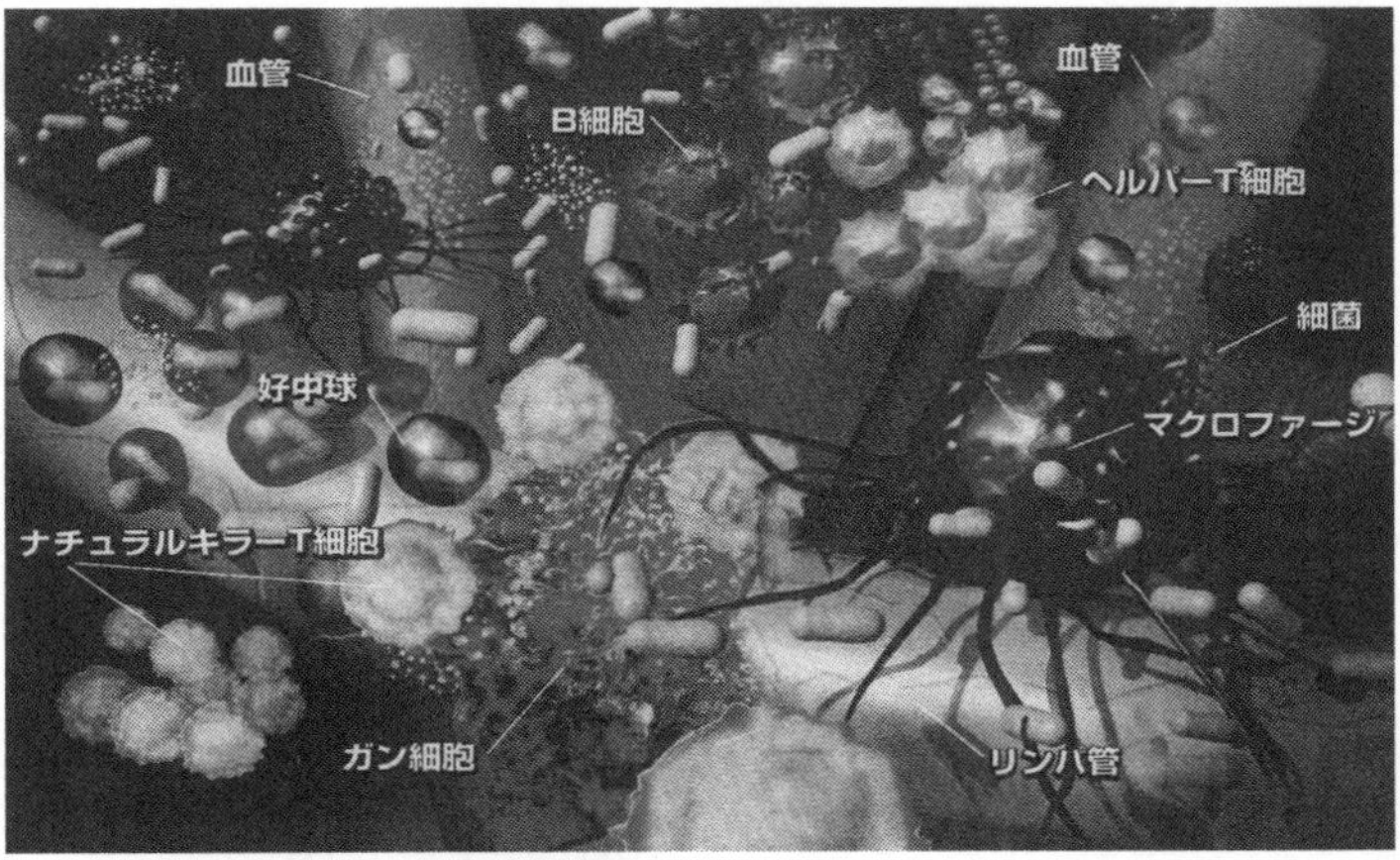

ガン細胞を攻略する免疫系細胞群

【リンパ球】

B細胞
T細胞の指令を受け、攻撃するための抗体（免疫グロブリン）をつくる。抗体にはIgM、IgG、IgA、IgEという種類がある

T細胞
胸腺（Thymus）でつくられることからT細胞と呼ばれる。近年、胸腺以外でもつくられる胸腺外分化T細胞もあることがわかった

NK細胞
大型の細胞で、ガン細胞を攻撃する細胞として知られる。敵を丸のみして退治する働きをもつことも明らかになった

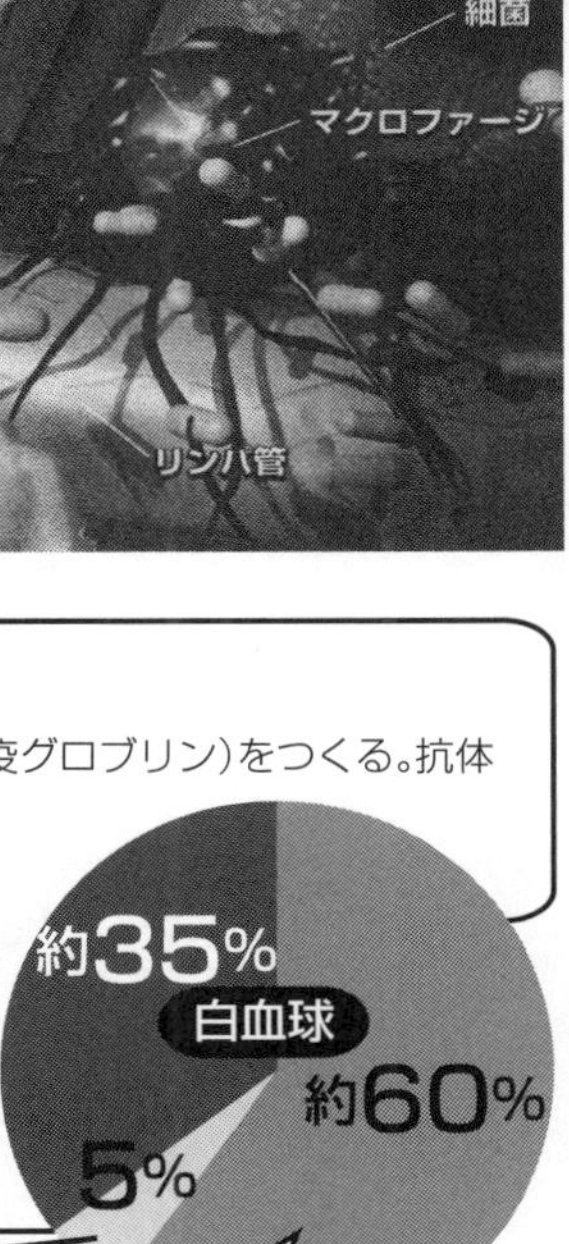

【マクロファージ】

アメーバのような触手をもち、動き回る。全身に存在し、外敵を丸のみする能力（貪食能）をもつ。顆粒球やリンパ球に敵の侵入を知らせ、リンパ球が働いたあとの片づけを行なう

【顆粒球】

マクロファージの進化系で、より貪《どん》食能《しょくのう》が高くなったもの。好中球、好酸球、好塩基球の3種類があるが、8割以上を好中球が占める。おもに大型の細菌類をのみこみ、化膿性の炎症を起こす

『体温免疫力』（ナツメ社）

B細胞は高度な免疫反応を有し、ガン細胞に対し、さまざまな武器となる抗体を発射する能力を備えている。また、B細胞は記憶能力にも優れ、一度侵入者を認識するとそれを記憶し、再度侵入した場合、これを撃退する。一度はしかにかかると二度と感染しないのはB細胞の働きだ。したがって、B細胞は特殊任務を帯びたSWATのような免疫といえる。

インフルエンザ対策にはワクチンが使われているのだが、これは一度ウイルスを認識すると記憶するB細胞の『ブースター効果』を応用したものと考えられている。

このように私たちの免疫システムがもつ二段階の防衛システムによって、ガン発症を免れているわけだ。

しかし、この防衛部隊がいくら頑張っても偏った食生活や、働き過ぎによるストレス過多が蓄積されると、その力が弱まり、ガン細胞に太刀打ちできなくなってしまう。

この均衡が破られ、免疫力よりもガン細胞の増殖の力が上回った時に、徐々にガン細胞が組織されるのだ。そして10年、20年くらいの歳月をかけ、1ミリから1センチの肉眼で捉えられる大きさに増殖してしまうわけだ。

◎三大療法は免疫力を低下させるので、免疫療法とは相反する

現代医療が行なう抗ガン剤や放射線、手術の三大療法は、この免疫力を低下させてしまうので、温熱・赤外線療法などの免疫力強化療法とは、相反するものなのだ。

前章で全国からガン患者を集め、１カ月ほどで体調を改善しているガーデンクリニック中町の統合療法を紹介したが、ここの院長で有名大学病院の外科医を兼任する吉水院長は、「西洋医学一辺倒ではなく、患者さんにとって一番いい療法を提供するのが医師の勤めで、手術、放射線、抗ガン剤治療が一番適していると考えれば、この三大療法を行ないます。

しかし、**これらの治療には限界がありますので、たとえば末期ガンの患者さんにおいてはＱＯＬ（生活の質）を犠牲にして、辛い治療を受けても必ず治る保証はありません。**

ならば、患者さんのＱＯＬを尊重しながら、ガンと無理に戦わずに共存しながら、余命を穏やかに過ごしていただく治療法が必要だというのが私の考えです。

三大療法と免疫療法は真逆の関係で、三大療法は免疫を下げ、免疫療法は免疫を高める療法です。ですから、ガン治療を免疫療法主体に考えるのであれば、三大療法は行なわないほうがいいでしょう。免疫療法は三大療法を行なった場合の免疫低下を抑えられ、食欲

の低下や体のダメージを緩和することができます。

皆さんは、ガンや病気になった時にどうするかと真剣になりますが、一番大事なことは病気にならないこと、老化をゆっくり進める健康づくりが大切です。病気になって取り返しがつかない場合もあり、予防に優る治療法はないのです」というのだ。

これを決定するのは患者自身で、**今、どういう病気が進行しており、治療法がどんなものがあるのか、患者自身が理解する必要があり、〝病院任せ〟〝医者任せ〟というのがいちばんよくない**というのだ。

シリカマットは、体全体を温め、1カ月半ほどで34℃台の低体温を37℃の正常体温まで上昇する効果が確認されているほか、熟睡効果を得られることから副交感神経を優位にし、免疫力を正常化し、自然治癒力を喚起することが十二分に考えられるわけだ。

◎〝抗ガン剤は縮命効果しかない〟(元慶応大学医学部・近藤誠医師)

それにしてもこの現代医療が行なうガンの三大療法を巡っては、あまりにも問題が多発しているのではないだろうか。

「271人の医師に自分がガンになった場合抗ガン剤を使いますか？　と聞いたら、270人の医師が使わないと答えた」（船瀬俊介環境問題評論家）

「進行ガン・転移ガンの場合、三大療法だけでは治せない。抗ガン剤の使用はカナダの20倍、手術、放射線はやり放題」（元横浜総合病院吉水信裕院長）

「5つのマが問題。①マニュアルのマ（三大療法）、②的外れのマ、イレッサで年200人死亡、③間抜けのマ（初期・末期が中心）、④マネー医療のマ、⑤万人の医療でないマ」（菅野光男医学博士）

「私は在任中、1人もガンを治せなかった。しかし、同僚は末期ガン患者に効かないと知りながら、抗ガン剤を投与する。これが嫌で嫌でならなかった」（国立ガンセンター勤務医・整形外科）

「ガン患者が免疫療法で元気になると、〝元気になったので、抗ガン剤を使いましょう！〟と医師に言われ、命を落とす」（平山修峰自然療法家）

「〝先生はご自分がガンになった場合、その抗ガン剤を自分に使いますか？〟と聞いたら、うーんと3度唸って〝使います〟と答えた」（宗像久男医師）

これは筆者がここ数年で耳にした代替療法および自然療法を実践、または推奨する医師たちの一部の言葉だ。現実はこんなものではない。

元慶応大医学部の近藤誠医師が著したベストセラー『がん放置療法のすすめ』(文春新書)によれば、「抗ガン剤はガン患者の寿命を縮め、固形ガンも同様に抗ガン剤は延命どころか縮命効果しかない。日本の胃ガンのリンパ節郭清《かくせい》するD2手術は、大きな後遺症をもたらし、イギリスとオランダの臨床試験で生存率に寄与しないことが証明され、世界の潮流は臓器の拡大手術は行なわない。日本の胃癌学会は猛省すべき」と述べられている。

事実、**3・4期の肺ガン患者に抗ガン剤を組み合わせ使用した場合、2人に1人しか延命できない50%生存率は8カ月しかない**ことをこの書で明らかにしている。

驚くのは、この肺ガン患者が20カ月前後生存できたのは10人中2人、30カ月前後生存できた人は10人中1人いるかいないかということだ。

さらに抗ガン剤は縮命効果しかないことは、乳ガンに抗ガン剤を多剤組み合わせた場合と、さらにドセタキセルという抗ガン剤を繰り返した場合の50%生存率を100年前の抗ガン剤がなかったころの対症療法と比較しても明らかだ。

結果は、100年前の対症療法での50%生存率は2・7年。抗ガン剤の多剤組み合わせ

『3・4期での抗ガン剤治療の8ヵ月生存率は50%』

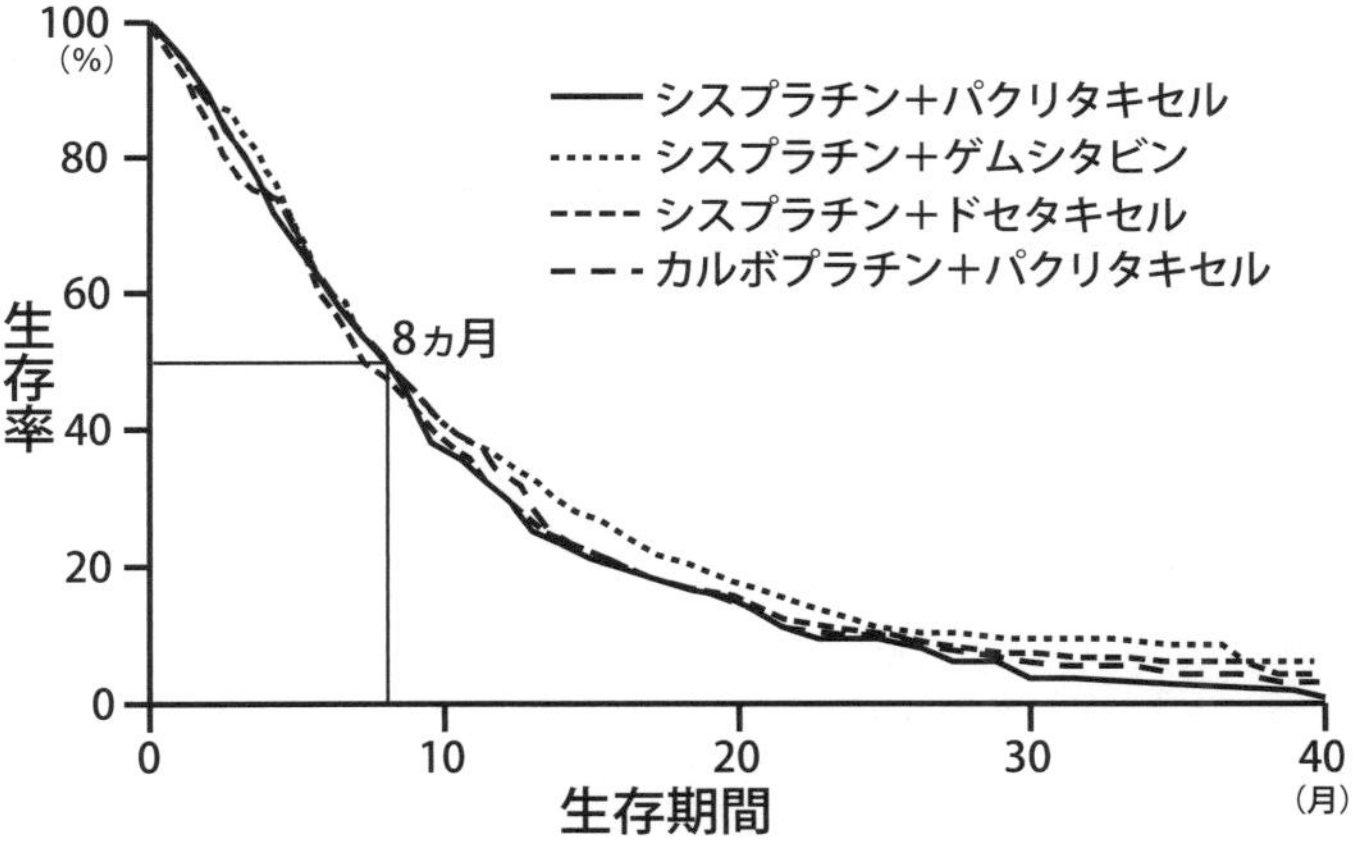

『がん放置療法のすすめ』（文春新書）

では2年、抗ガン剤ドセタキセルをくり返した場合は0・96年で10カ月以下しかないことがわかったのだ。

　このデータは米国の有名病院のもので、抗ガン剤はアドリアマイシン、エンドキサン、5－FUの3剤を使ったものだ。

　ここで近藤医師の結論は、「明らかに**抗ガン剤を繰り返し投与する治療が命を縮めた証拠で、肺ガン、胃ガン、大腸ガンなど固形ガンは皆同じ。男性の縮命効果はもっと強い。**抗ガン剤を使わないことが一般的になれば、患者は3年、5年と生存率はかなり高くなるはずだ」というのだ。

　近藤医師は、10数年前から『患者よ、がんと闘うな！』（文芸春秋）を著した時点で、医師会から目の敵にされていたが、主席で卒業した慶応大学医学部でも同様に針のむしろのような立場だった。

２０１４年3月定年退職となったが、本来なら名誉教授となるはずだが、准教授どころか講師という肩書で大学を追われた。ここには出世よりも真実を究明、抗ガン剤の恐ろしさを世に問うた近藤誠医師の矜持がある。

◎米国では2000年頃からガン死の歯止めに成功した！

日本では死因のトップにガンが君臨し、ガン死は年間36・5万人を超え、おそらく今年、37万人は軽く超えるはずだ。米国では２０００年前後から毎年３０００人ずつガン死は減少、現在56・5万人がガンで亡くなっている。しかし、**日本では人口10万人あたり米国の1・5倍以上ガンで亡くなり、先進国中ワーストワン。2人に1人がガンに罹り、3人に1人がガンで亡くなる時代だ。これはオカシイ！　と叫ばなければならないはず**だ。

では、どうして米国ではガン死増加に歯止めをかけられたのだろうか？　そのターニングポイントとは何だったのか？　それを以下に列記する。

●１９８５年、米国国立ガン研究所（ＮＣＩ）のデビィタ所長は、「抗ガン剤は反抗ガン剤遺伝子（ＡＤＧ・アンチドラッグジーン）によって無力化される」と議会で証言。

●１９８８年になって、ＮＣＩリポート（ガンの病因学）で「抗ガン剤は強い発ガン物質であり、投与すると新たなガンを発症させる」と警告した。

●１９９０年、今度は政府機関ＯＴＡ（米議会・調査専門部門）が３００頁に及ぶリポートで、「ガンの三大療法よりも食事、栄養、瞑想、運動、呼吸、心理療法などの非通常療養のほうが数段勝っている」と断定した。

●次にＮＣＩは自然療法の体制整備、自然療法を行なう病院と治療家との連携、自然療法を保険適用にすべきとし、「ＮＣＩは国民のガンセンターではない。ガン療法は進歩しているとするＮＣＩはマスコミと世間にウソをついている」と厳しく追求。

●１９９０年代、ＮＣＩが「デザイナーフーズ計画」を策定、ガンに効くピラミッド食品群をあげ、ニンニクやキャベツ、甘草、大豆などに抗ガン作用が高いことを啓蒙活動開始。

●１９９４年、米国議会は、「栄養補助食品教育法案」を可決し、国が認めたサプリメントを積極的に摂り、ガンに罹らないよう国民に呼びかけた。

『ガンに有効とされる食品ピラミッド』

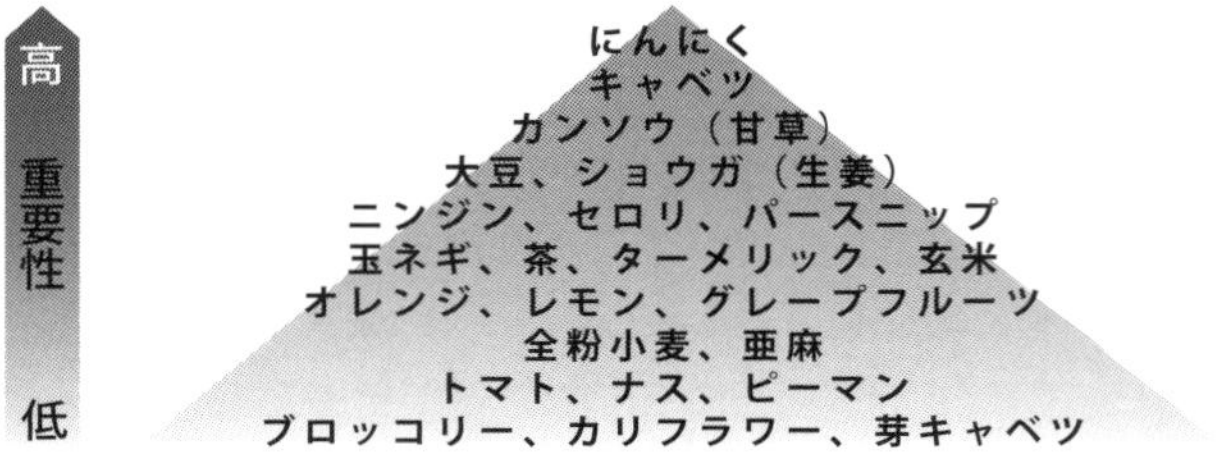

野菜の免疫力を比較

野菜をすりつぶしてマウスにエサとして与えて免疫力を高める効果をＯＫ-４３２（ガン治療薬として使われる免疫療法剤）と比較したところ、キャベツ・ナス・大根などが薬に匹敵する効果を持つことが認められた。

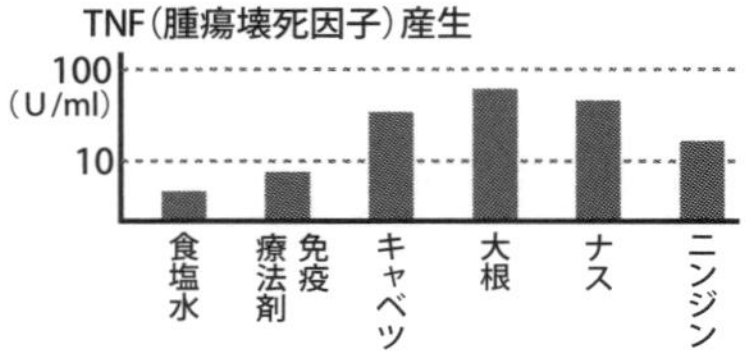

米国は有名なデザイナーフーズ計画を啓蒙した

（米国国立ガン研究所）

こうして抗ガン剤の有害性が国民の目に曝されることとなった。言ってみれば、「築地の国立がん研究センターで行なわれる三大療法は効果がないではないか」と断罪されたようなものだ。

そして、国をあげて三大療法に替わって、効果的なハーブ療法や栄養療法、運動療法、心理療法を国民に呼びかけていった。

２０１４年５月、ＷＨＯは加盟国に「抗ガン剤の有害性」を決議したことを通達したようなのだ。

しかし、ＷＨＯには抗ガン剤禁止を規制する権限は有していないので、その処置では各国政府に任されたのが真相らしい。

◎〝肺ガン検診を受けた人のほうが死亡率が高い！〟（『チェコ・リポート』）

日本でも30年以上前の中曾根政権下で、『ガン撲滅10カ年計画』というのを３クールに渡って実行した。投入した金額は数百億円にも上った。しかし、その成果は、大学などに研究資金が流れた程度で、ガンの撲滅に繋がっていないのは明らかだ。

近年、厚労省がやったことは10数年前に特定保健食品を認定したが、健康食品は『薬事法』と『景品表示法』、『健康増進法』で縛り、相変わらず効果を謳えない状態にした。国民はデパートや健康食品売り場に並ぶサプリメントを見ても、何を購入したらよいか、全然わからない。

医療費削減が命題なはずだが医療費を減らすどころか、２００８年に〝メタボ健診〟をスタートさせ、高血圧の基準値を１４０㎜Hgから１３０㎜Hgまで引き下げ、病院送りを促進させている始末だ。当初、この基準値は最大血圧が１８０㎜Hgだったのがわずか数年間で50㎜Hgも下がった。

これに嚙みついたのは医療統計学系の権威、東海大学医学部の大櫛陽一教授だ。その著書『メタボの罠－「病人」にされる健康な人々』（角川ＳＳＣ新書）だ。「メタボ健診では男性94％、女性の83％が『異常』！　この国は国民を薬漬けにしたいのか！」と叫ぶ。

その根拠は、**「血圧が高めの180以上の人に降圧剤治療を行なうと、受けない人に比べて死亡率は5倍高まる。血圧の下げ過ぎで脳梗塞が2倍、降圧剤で140まで強力に下げただけで総死亡率は1・4倍増加する。130など論外、かつての180に戻すべきだ」**というのだ。

この降圧剤の副作用は血糖降下剤と同様、脳梗塞と心筋梗塞、発ガン、低血糖症などが上げられているのだ。この処置で高血圧患者は3500万人から4000万人に増えた。メタボ健診では3000万人が病院送りとなった。この血圧降下剤市場は2兆円だ。

喜ぶのは製薬メーカーと病院側だ。ここに厚労省と医師会、製薬メーカーが結託していることは明白だ。このメタボ健診の基準値を決定した「メタボ診断基準」検討委員会委員長の大阪大学医学部名誉教授（元日本肥満学会会長）は、製薬メーカーから8億円の寄付金をもらっていたことがわかった。

さらに人間ドックや肺ガン検診なども奨励されているが、「肺ガン検診を受けた人の寿命を調べた結果、検診を受けた人のほうが死亡率が高く、肺ガン以外の病気で死亡している」ことが、世界的な大規模調査を行なった『チェコ・リポート』『アメリカ・リポート』で判

『人口100万人あたりCTスキャナー台数』

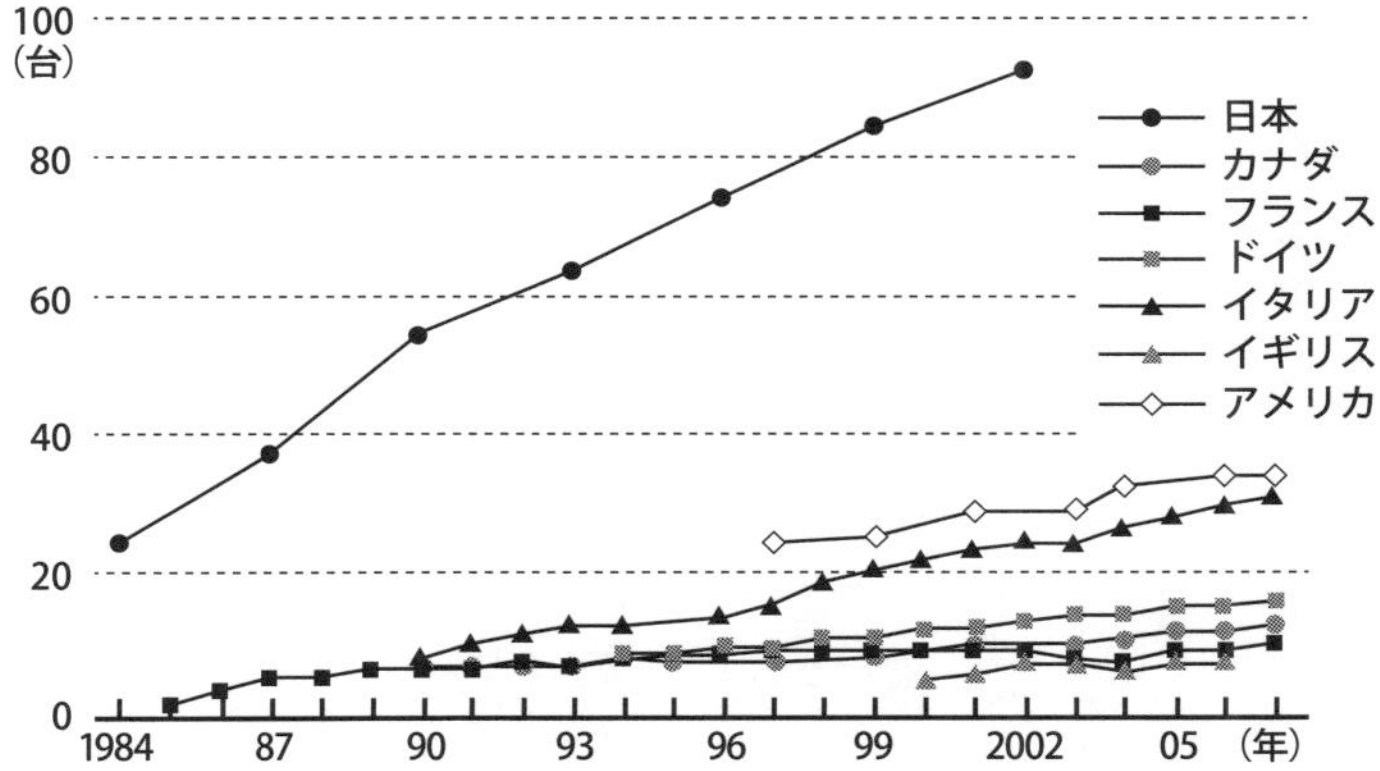

出典：日医総研リサーチエッセイNO.55

明している。

この時の検診でＸ線やＣＴスキャンで放射線に被曝する。人間ドックでの被曝は胸部レントゲン検査の１００から３００倍にも上り、発ガンの危険性が実に高いというのだ。この人間ドックの年間利用者は３００万人以上。この内の90%に『異常者』が見つかり、病院送りとなる。人間ドックなるものは海外には存在しないのだ。

自然医学で著名な森下敬一博士によれば、「ガンの治し方、治療法が確立されていない。なのに下手に見つけられて治療をやったのではマイナスになる。**早期発見、早期治療、早期死亡……〝ガン検診は止めなさい〟**と患者さんには申している」という。

むろんのこと、**安保博士も近藤誠医師も、人間ドック、脳ドック、定期健診、ガン検診、メタボ健診の『5大健診』はみな「受けない」**という。こんなことをマスコミは報道しない。

現代医療が行なう〝薬漬け医療〟が逆に寿命を縮めることがわかったのはエルサレム埋葬協会の調査だった。

1973年のこと。イスラエルの国内で病院ストが1カ月間決行されたことがあった。この時、診察される患者数が1日1万5000人から7000人減らされた。この期間中の死亡者が実に半数に減少したことが同協会の調査で判明したのだ。

同国内でこれほど死亡者が減ったのは、やはり20年前に医者がストを行なった時以来のことだった。やがて、ストが解除されると、死亡率は元に戻ったのだ。

これはイスラエルだけでなく、南米コロンビアの首都ボゴタでも76年、医者が52日間のストを決行、救急医療以外の治療は行なわなかった。このスト期間中も死亡率が35％低下した。さらに米国ロサンゼルスでも76年、医者がストに突入、手術は60％も減少した。その結果、死亡率が18％低下したというのだ。このスト期間中に慢性疾患の治療が行なわれなかったため、数多くの患者が助かったわけだ。

◎〝医者が医療行為の９割を止めれば人は健康になれる〟（メンデルソン博士）

米国で〝良心の医師〟として敬愛されたロバート・メンデルソン医学博士は、現代医療の闇を暴き、全米を震撼させる30万部のベストセラーを遺した。その邦訳が『医者が患者をだますとき』（ＰＨＰ文庫）だ。メンデルソン博士の結論は、「医者、病院、薬、医療機器という現代医療を構成する９割がこの世から消えれば、現代人の体調はたちどころに良くなるはずだ。**医者が医療行為の９割を止めて、救急医療にだけ取り組めば、人々の健康状態は間違いなく改善される**はずだ」に集約される。

医師の言うことや薬を信仰している人には、〝そんな馬鹿な〟と思われるかもしれないが、これはかなり真実に近い。

この真実が暴露されたのは、米国食品医薬品局（ＦＤＡ）の公式報告『米医師会誌（ＪＡＭＡ／75／11／３）』だ。これを報告したのは４人のノーベル賞受賞者を含む著名な科学者たちで、薬の問題を調査した結果、次のようなことが判明した。

- **新薬全体の３分の１は「臨床試験」を行なっていない**
- **臨床試験に科学性が認められるのは３分の１に過ぎない**

早い話、新薬の3分の2はインキチ臨床試験ででっち上げられたペテン薬だったのだ。米国国民はこの薬を大事に飲んでいたわけだ。

米国製の新薬は当然ながら、日本にも流入しているので、インチキ薬が出回っていることになる。その証拠にあなたは70歳の2人に1人が飲んでいる降圧剤を飲んで、「治った」という話を聞いたことがあるだろうか。血糖降下剤にしても同様だ。

だいたいドラッグストアの薬剤師からして、「血圧降下剤も血糖降下剤も一生飲み続けてください」と勧められるはずだ。

結論を言えば、薬剤はその時の症状を抑える対症療法だけで、根本療法には至っていないのだ。無論のこと、感染症や外傷などに対する現代の緊急救命医療は格段に進歩しているので、頼りになる存在といえる。しかし、慢性病の治療では人間の免疫力や自然治癒力を考慮した医療ではないことを知るべきではないか。

前出の安保博士の主張を要約すれば「病気の成り立ちは、『自律神経』『ホルモン』『白血球』『エネルギー生成』などがキーワードで、体全体とつながったシステムから病の原因が見えてくる。薬による対症療法では慢性病が治る見込みはないのです。**ストレスを除き、高血糖と低体温から脱却することでしか病気は治らない**のです」というのだ。

Ⅲ　日本の伝統食がガンや高血糖を予防、若返りを促進する

◎白い精製炭水化物食品を摂るとⅡ型糖尿病とうつ病を誘発する!?

〝薬漬け医療〟〝検査漬け医療〟から脱却するには、薬剤には副作用がつきものであることをもっと認識すべきだ。医聖『ヒポクラテス』が〝人間には100人の名医が備わっている〟と言い遺したように、元々人間には自然治癒力が備わっている。

では、自然治癒力を高め、高血糖、低体温を脱却、健康増進を担う食事療法とは何か？日本雑穀協会の和田和子アドバイザーは、日ごろ、私たちが食べている食べ物の割合を調べてみた。その結果、加工・精製炭水化物食品が65・9％、果物5・9％、豆類4・2％、根菜類2・6％の順だ。

和田アドバイザーによれば、「この**加工・精製炭水化物食品が老化とビタミン・ミネラル不足を生み、メタボや動脈硬化、心筋梗塞などの慢性病を生んでいる**のです。この加工・

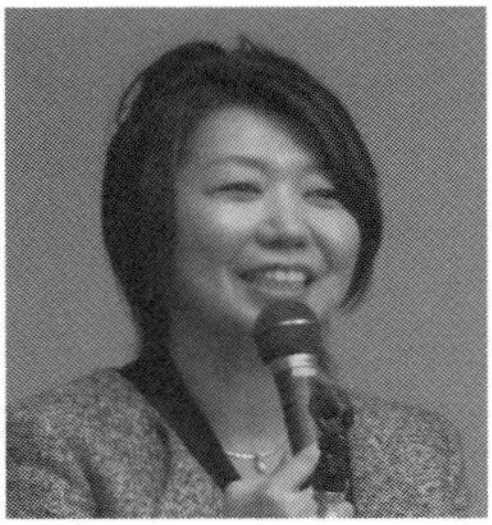

和田和子アドバイザー

精製炭水化物食品は摂らないほうが健康に良く、老化を防ぐことができるのです」という。

このことは米国国立衛生研究所（ＮＩＨ）が７万人の女性を対象に４年間にわたって食生活を調査研究したことでも明らかとなった。その結果、「白米や白パン、加糖飲料などの精製炭水化物食品の摂取が多いほど体内の脂肪の蓄積が増え、Ⅱ型糖尿病の原因となり、うつ病や気分障害、疲労感を招きやすい」ことが判明した。

その反対に加工度の低い玄米、小麦、トウモロコシ、キビ、アワなどの全粒穀物のほうがビタミン・ミネラル、食物繊維などの栄養素が豊富で健康を促進することがわかった。

また、健康維持に最適な食生活といわれる「アジア食ピラミッド」というのがある。この頂点にある**肉は月に1度、次のスイーツ・卵は週に1度、毎日食べても良い食品では魚・貝・カニ・エビなどの魚介類、そして、くだもの・豆・木の実・ナッツ・野菜・キノコ・海藻**などだ。ピラミッドの底辺には、毎日食べる全粒穀物類が位置している。

このことは前述した白い精製食品がもっとも高血糖を誘発、老化を促進することを証明したともいえる。

『私たちが食べている食べ物の割合』

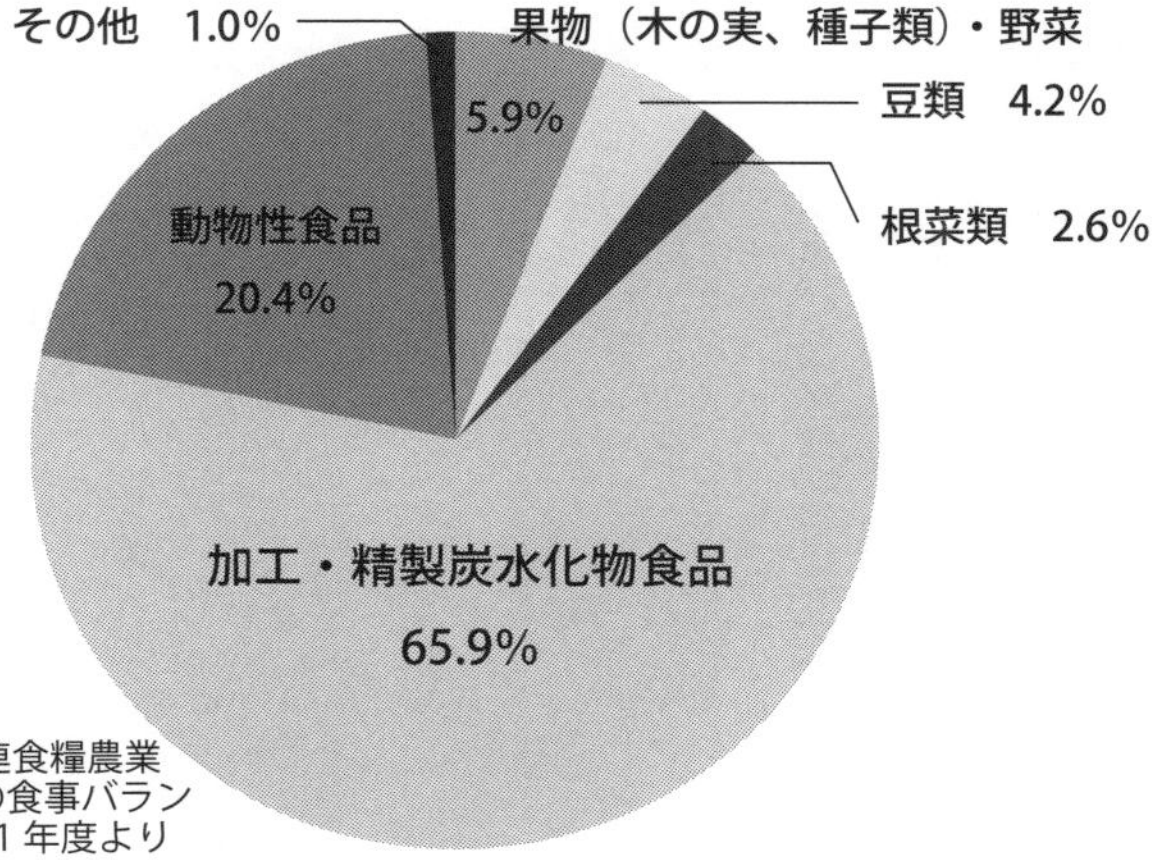

資料：FAO 国連食糧農業機関「日本人の食事バランスシート」2001 年度より

この食生活ではメタボ、動脈硬化が促進する

『アジア食ピラミッド』

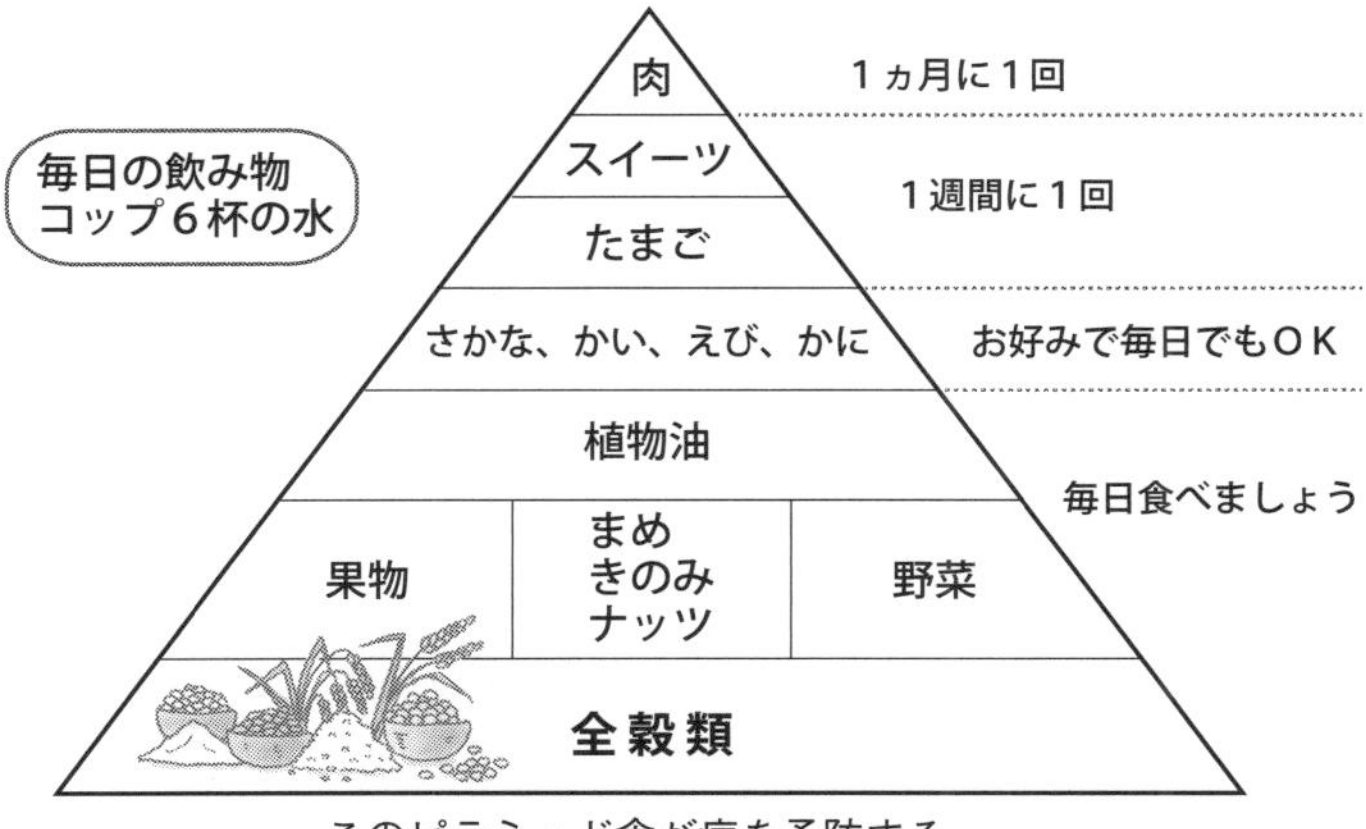

このピラミッド食が病を予防する　出典：㈱WAKO

◎魚介類や海藻、小松菜、胡麻など非活性型カルシウムを含む食物を

理想的な食養生とは、ユネスコが２０１４年に日本の〝和食〟を世界文化遺産に指定したように日本の伝統食なのだ。

和食は、米国の女優をはじめとするセレブたちが実践しているのだが、具体的には以下の食材だ。これは北海道札幌で40年以上、骨粗しょう症の治療に当たっている治療家・川村昇山が推奨するものだ。

実は、この食材は次章で詳細するが、これは今後、高齢者の罹患率が増える骨粗しょう症の予防にも役立ち、生体内のカルシウムバランスを正常に維持することができる素晴らしい食材といえる。

- **魚介類**……アジ、イワシ、サンマ、アユ、ワカサギ、シシャモ、ドジョウ、エビ、シジミ、ハマグリ、シラスなど
- **野菜類**……サラダ菜、小松菜、春菊、大根、パセリ、蕗、胡麻など
- **海藻類**……ヒジキ、天草、ワカメなど
- **その他**……椎茸、オカラ、コンニャク、きな粉、切干し大根、煮干し、小魚の佃煮など

『非活性型カルシウムを多く含む食品』

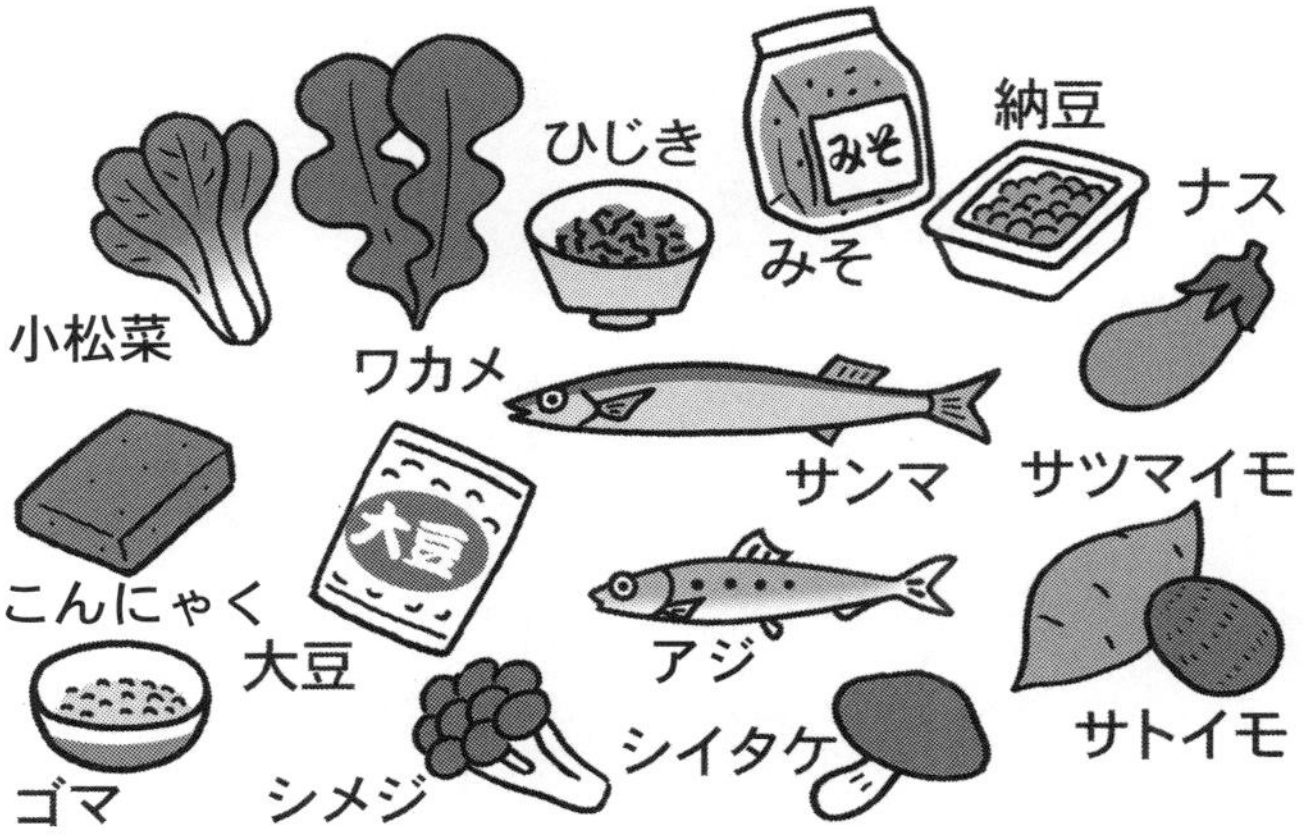

『警告！カルシウム不足』(駿台曜曜社)

これを一口で言えば、「**マ・ゴ・ワ・ヤ・サ・シ・イ**」となる。つまり、**豆、胡麻、ワカメ、野菜、魚、椎茸、芋などを常食する**ことだ。

実はこれらの食材は、日本人が慢性的に不足するカルシウムの補給にも大いに役立つ『非活性型カルシウム』と呼ばれる自然の食物群だ。非活性型といえば、効きが悪そうだが、実は精製糖と同じように『活性型カルシウム』と呼ばれる牛乳や牛骨粉、サンゴカルシウム、カルシウム剤のようにあまり吸収が早いと、逆に生体内で『カルシウム・パラドックス』という、カルシウムを摂っているのに体内の骨密度が減少する生理作用が起こるのだ。

また、この旬の食材には、１章で明らかに

した永遠不滅生命体ソマチッドが豊富に含まれているので、ソマチッドが活性化し、遺伝子がスイッチオン、自然治癒力が蘇ってくるといえる。日頃からこれらの食物を食べていれば、栄養素で一番大切なカルシウム不足に陥ることもなく、代謝も円滑化し、健康を維持することができる。

この食材にはホルモン作用及び抗酸化作用、免疫賦活作用が得られるほか、不足するビタミン・ミネラルも豊富だ。

さらに日本伝統の発酵食品を摂りたい。体内酵素を補う手段として、

①野菜、果物、魚介類をできるだけ生で食べる
②納豆、ぬかづけ、みそ汁、漬物などの発酵食品を食べる
③玄米などの未精製の穀物を食べる

などが考えられる。

酵素は熱に弱いので、加熱して調理すると酵素の働きはなくなってしまう。前出のガーデンクリニック中町の吉水理事長によれば、「野菜や果物はできるだけ生がいいのですが、

毎日摂ると飽きてしまうので、低温ジューサーで絞り、リンゴやオレンジ、パイナップルなどで味つけすると、美味しく飲めます。勿論、最低、減農薬、できるなら無農薬が条件です」という。

こうしたローフードなどで酵素を多く摂っている人ほど、腸壁が正常化し、腸内細菌叢が善玉菌優位の環境となる。その結果、**血液は浄化され、細胞には新鮮な栄養素や酸素が届けられ、代謝が円滑化し、老化（酸化）しにくい**。若々しい人ほど、この体内酵素が豊富ということなのだ。

逆に野菜や果物をあまり食べず、動物性タンパク質や乳製品中心の欧米食をしていたのでは、消化酵素を大量に消費してしまう。

また、アルコール漬けの生活や食品添加物が含有する加工食品中心の食生活を続けていれば、肝臓で解毒酵素が大量に浪費されてしまう。その分、代謝酵素に回されなくなってしまうのだ。

したがって、食べ過ぎを改め、酵素が豊富な食生活に切り替えれば、メタボ症候群や慢性病は、改善できるということなのだ。

◎乳ガン患者20、30代女性の8割、40代女性の7割が朝食に〝パン食〟

しかし、近年は食の欧米化によって、老いも若きも魚介類や海藻類を敬遠し、ハンバーグやフライ、スパゲティ、パスタ、サンドイッチなど、いわゆる〝カタカナ食〟を愛好する人々が増加傾向にあるのは非常に由々しき事態だ。

都会のOLたちの昼食や外食では、ワインにパン、スパゲティ、パスタなどのイタリアンレストランメニューが大流行、まるで一つのステータスとなった。

実は、ガンの専門病院で長年勤務している著名な管理栄養士によれば、**「乳ガンを発症する20、30代女性の8割、40代女性の7割の女性が朝食にパン食の〝カタカナ食〟を摂っている！」**というのだ。

2015年9月、有名女子プロレスラーが乳ガンを発症、リンパ節に転移していることを明らかにした。数年前では女優の田中好子さんと坂口良子さんが56、57歳の若さで相次いで乳ガンと結腸ガンで亡くなったことをご記憶だろうか。

現在、女性の乳ガンでは年間5万人が死亡、まもなく10万人を超えると推測される。

前出の管理栄養士によれば「パンが悪いではなく、その付け合わせのメニューが、バタ

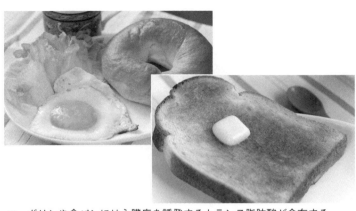

マーガリンや食パンには心臓病を誘発するトランス脂肪酸が含有する

ー、マーガリン、ハムエッグ、サラダドレッシングなどが大半なのが問題」というのだ。

ハンバーグやスパゲティ、パスタなどの調味料は、いわゆる〝マヨケソ〟の高脂肪・高タンパクなのだ。このメニューにも油が多く含まれ、これがホルモンバランスを崩す要因と考えられるのだ。

もちろんのこと、このメニューでは味噌汁や漬物などの発酵食品はつかないわけだ。

私たちの体には本来、何を分解、排泄したらよいか、自動的に消化、吸収、排泄するシステムが備わっている。

発酵食品は、乳酸菌が多いので腸内細菌叢を善玉菌優位にし、〝第二の脳〟と言われる腸壁を正常化に導いてくれる。

これまで慢性病に悩んできた米国では1990

年代からガン死の歯止めに成功したように国を上げて推奨したのは、栄養療法と運動療法にともない、江戸元禄時代の〝伝統食〟を理想としたのだ。今や、米国のセレブたちは健康を考え、魚介類や野菜が中心の和食を好んで食べる風潮となった。

こうした米国の食養家から日本人の若い女性が、「日本人の伝統食が肥満を防ぎ、美肌を維持し、若返りを促進します」と教え諭されているのだから、この国はいったいどうなってしまったのか。

本書発刊の最大目的は、正しい日本の伝統食の復権を呼び掛け、高血糖、低体温を防ぎ、自然治癒力を喚起し、病を予防するとともに、合併症で苦しんでいる人々を救済することにあると言っていい。そのためには永遠不滅生命体ソマチッドを活性化することが大切だ。また、毛細血管を拡張するシリカマットが大きなチカラになるのだ。

第 5 章

ぼけずに若返る
養生法を公開！

Ⅰ　細胞膜の脂の構成比を改善すれば認知症は防げる

◎65歳以上の高齢者人口が3000万人を突破！

超高齢化社会がやって来た。２０１２年9月、厚労省の調査では、65歳以上の高齢者人口が３０７９万人に達した。これは総人口中24・１％の割合で、過去最高の数値だ。実に４人に１人、高齢者が占めることになる。いわゆる昭和20年代前半の「団塊の世代」が新たに高齢化社会を押し上げた構図だ。

国民医療費が40兆円を超え、財政を逼迫する現状、今後、国民年金などの社会保障システムが崩れ、自分の老後や自分の健康は自分で守る自己責任の時代がやって来る。

高齢者が予防しなければならないのは骨粗しょう症もそうだが、認知症だろう。この病は、２０１２年で４６２万人、25年には６７５万人から７３０万人に達する。65歳以上の約５人に１人が認知症になると推計される。もはや世界一の認知症大国と言っていい。

高齢者に多いのは、脳神経細胞が急激に減って起こるアルツハイマー病だ。65歳未満の若年性認知症は脳梗塞が原因で起こる血管性認知症が４割を占める。発症年齢は平均51・３歳だ。

認知症は60歳代になって突然、発症するのではない。40、50歳あたりから徐々に進行し、加齢とともに症状が顕在化する。近年では若年性認知症が増加傾向にあるので、40歳前後といえども注意が必要だ。パソコン社会の今日、単純な入力作業ではほとんど前頭葉を使うことはないので、多角的な脳への刺激が必要なわけだ。

認知症にかかった場合、企業ではリスク回避のため、ほとんど雇用を継続することはない。厚労省の調査でも、「若年性認知症の就労者１４００人の内、約８割が勤務先を自発的に辞めたり、解雇された」と回答している。

血管性認知症は脳の血管に血栓が詰まって起こる脳梗塞と、脳の血管が破れて起こる脳出血で脳の組織が破壊された場合、発症する。したがって、血管が詰まらないよう動脈硬化にならないための養生が予防になるわけだ。

現代医療では認知症の進行をやや抑制することはできても、治療法は確立されていないのが現状だ。

◎脳内のミトコンドリアを活性化すれば認知症の予防治療は可能だ！

しかし、「脳神経は140億個あるとされ、1個の脳神経細胞中に数千のミトコンドリアが共棲している」（宗像久男医師）と考えられるので、**シリカマットを使い、毛細血管を開き血流を改善。そして、体温を上昇させ、神経細胞中のミトコンドリアを活性化すれば、認知症やうつ病の予防治療が可能になる**ことが十二分に考えられる。

前出の安保理論では、「脳内のミトコンドリアの不活が認知症やうつ病の要因」とされるので、体温を上げ、血流を改善、ミトコンドリア内に酸素と栄養素が届けば、代謝は円滑になり、神経細胞は蘇生することが考えられる。

これまで「一度脳の神経細胞が死滅したら、再生はしない」が100年来の定説だったが、近年の研究では脳神経幹細胞が存在し、再生することが証明された。

140億個の脳細胞には必ず細胞膜があり、この膜は脂質で構成されていることを考えなくてはならない。この脂質の構成比がおかしくなると、細胞中に必要な栄養素が届けられず、代謝が損なわれる懸念が高い。

実は、この油の摂取の問題では、国は大きな間違いを犯した。このことは、分子栄養学で屈指の杏林予防医学研究所の山田豊文所長が著した『病気になりたくない人が読む本』（アスコム）に詳しい。

同所長の栄養指導を受け、体質改善に成功した人はプロ野球の元中日監督やソフトバンクの中心選手、有名演歌歌手など、相当数にのぼる。隣の韓国では数年ほど前、学校給食でマーガリンや食品添加物を使うことを禁じた条例を立法化したのだが、韓国政府に英断を促したのが山田所長の著書だったのだ。

国家的な財産である子どもの脳を破壊し、慢性病を引き起こすマーガリンや食品添加物などの元凶は徹底排除する！　という韓国政府の深謀だ。

山田所長はこう指摘する。

「戦後、経済に余裕が出て動物性脂肪の摂取が増え、肥満や高脂血症が増えてきました。この血中コレステロール値を上げる動物性脂肪に対して、コレステロールを肝臓から排出させると考えられた植物油に含まれるリノール酸が、国の勧めもあって脚光を浴びてしまったのです。その後の研究でこのリノール酸は長期的にみた場合、血中コレステロールを下げないばかりか、リノール酸の過剰摂取と動脈硬化発症の相関関係が明らかになりました。

これだけでなく、**大腸ガンや乳ガン、アレルギー疾患、クローン病や潰瘍性大腸炎など**

の炎症性疾患のリスクを高める可能性も証明されたのです」というのだ。

筆者は、20数年前から日本脂質栄養学会を取材。リノール酸の摂取量が１９５５年ごろを境に上昇、１９８０年代に激増したことから、「リノール酸摂取量の削減および油脂食品の表示改善を進める提言」を政府に行ない、オメガ３系オイルの摂取の必要性を訴えていたことをずっと報じてきた。

実は、このオメガ3系オイルとは、サンマやイワシなどの青魚に多いＤＨＡやＥＰＡ、海藻、シソ油、亜麻仁油、エゴマに含まれるα-リノレン酸のことだ。

◎オメガ3系オイルの魚油、シソ油、亜麻仁油に替えれば認知症は改善できる

今日、国民的課題となったメタボリック症候群は、動物性脂肪とベニバナ油やコーン油、ゴマ油、大豆油、サラダ油などに含まれる〝リノール酸〟の過剰摂取の所為だったのだ。

リノール酸とはオメガ6系の必須脂肪酸のことで、体内でアラキドン酸に合成され、アレルギーや炎症を促進、血液を固める作用があることで知られる。

これに対して前述した青魚やシソ油、亜麻仁油などのオメガ3系必須脂肪酸は、アレル

『オメガ３（α–リノレン酸）とオメガ６（リノール酸）の性質』

オメガ３とオメガ６は、まったく正反対の作用をする！

オメガ３

オメガ３が豊富に含まれているもの	おもな作用
フラックスオイル、シソ油、 青背の魚（天然もの）の油など	アレルギー抑制 炎症抑制 血栓抑制

オメガ３とオメガ６は、相反する作用をします。現代人はオメガ６に極端に偏った食事をしているため、アレルギー過敏、あるいは高炎症性体質になっているといえます。**毎日の食事で、オメガ３とオメガ６のバランスが常に１：４以内に保つ**ようにすることが大切です。

オメガ６

オメガ６が豊富に含まれているもの	おもな作用
ベニバナ油、コーン油、 ゴマ油、マヨネーズ、 サラダ油、 スナック菓子など	アレルギー促進 炎症促進 血栓促進 血液を固める

『病気になりたくない人が読む本』（アスコム）

ギーを抑制し、抗炎症作用を持っている。

この脂質のバランスが崩れたことで、細胞が正常に機能しなくなり、代謝不全を引き起こし、メタボや動脈硬化症を引き起こしていることはすでに指摘されていたのだ。アトピーや喘息、花粉症などのアレルギー疾患の増加はこの脂質の摂取過多が一因なのだ。

事実、リノール酸の1日の適正摂取量は7グラムでよいのだが、今日の平均摂取量は約13グラムと倍近く摂取している。欧米先進国よりも日本のほうがはるかに多くなっているというのだ。

今や、動脈硬化や糖尿病は成人だけでなく、相当数の小学生にまで及ぶことが明らかとなった。この油の摂取過多で動脈硬化だけでなく、140億ある脳神経細胞が障害を受けていたわけだ。

食べ過ぎで起こる代謝酵素不足、農作物から激減したミネラル不足、そして、**油の摂取の誤りで増加の一途をたどるメタボや心筋梗塞、脳梗塞、認知症などの血流障害には、こうした要因が潜んでいた**のだ。

このオメガ3とオメガ6には拮抗作用があるのだが、このバランスが崩れることによって、免疫や神経、血管などにもさまざまな生理作用のトラブルが起きるのだ。

『体にいい脂肪と悪い脂肪の見分け方』

脂肪

飽和脂肪酸

- 牛肉
- 豚肉
- 乳製品
- バター
- ラードなどの動物性脂肪

極力控えよう

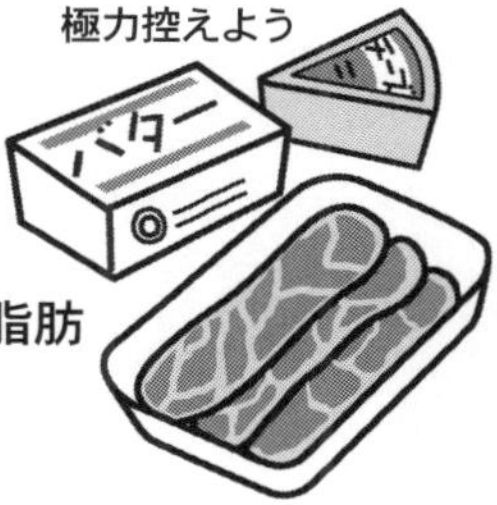

不飽和脂肪酸

オメガ3

- サバ
- イワシなどの青魚に多い
  EPA, DHA
- シソ油
- 亜麻仁油などに多く含まれる
  α・リノレン酸

積極的に良く摂ろう！

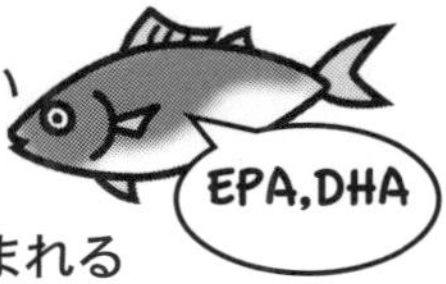

オメガ6

- 大豆油
- コーン油
- ベニバナ油
- マヨネーズ
- サラダ油
- ゴマ油
  などに多く含まれる
  リノール酸

極力控えよう

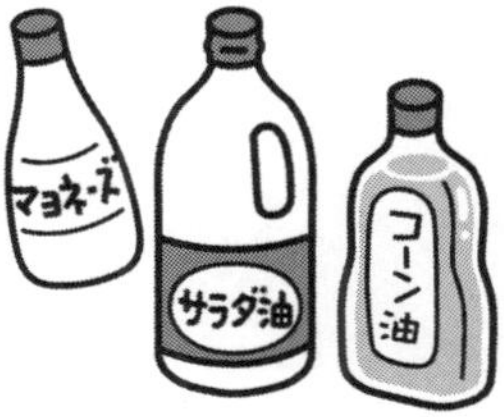

オメガ9

- オリーブ油
- キャノーラ油などに
  多く含まれるオレイン酸

加熱料理にも

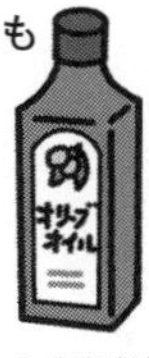

オメガ6を控え、青背魚に多いオメガ3を積極的に摂ることが動脈硬化を防ぐ

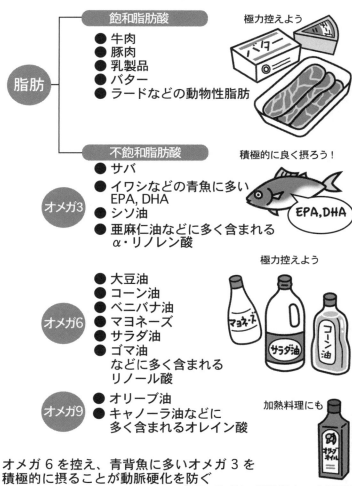

『真実のガン治しの秘策』（中央アート出版社）

したがって、サバやイワシなどの青背魚を良く摂り、油はシソ油や亜麻仁油、ココナッツオイル、エゴマなどに切り替えるのがいい。

このオメガ3系のα-リノレン酸を摂ると体内でEPAとDHAに変化、コレステロール値を改善するほか、脳の働きを高める効果もあるという。

「厚労省ではオメガ3とオメガ6の摂取比率は1対4としていますが、1対2、**できれば1対1が望ましい**。要するにEPAやDHAが豊富なイワシやサンマ、アジなどの青背魚、海藻、亜麻仁油などα-リノレン酸が豊富な脂肪酸を積極的に摂れば、細胞膜の脂の構成比のバランスが改善され、栄養成分が細胞内のミトコンドリアに運ばれ、**円滑にエネルギーに変換され、代謝障害が改善される。おまけに学習能力や神経障害、アトピーなどのアレルギー性疾患も改善**することができるのです」と山田所長は主張する。

亜麻仁油やココナッツオイルは生サラダにかけても美味しいので、1日大匙2杯くらいは摂りたい。

これから深刻化する認知症は、このオメガ3系オイルへの切り替えで、予防治療が可能なことを政府は国民に知らせるべきだ。

◎トランス脂肪酸は認知症やうつ病を促進する!?

もう一つ、政府が重大な過ちを犯しているのは、韓国で使用禁止を立法化したマーガリンに含有される『トランス脂肪酸』を野放しにしていることだ。

マーガリンは水素を添加し、長期保存を可能にしたのだが、このトランス脂肪酸を電子顕微鏡で拡大すると、プラスチックと似た構造をしていることから、欧米では〝プラスチック脂肪酸〟と呼ばれる。このことから、ドイツやノルウェーなどのＥＵでは10年ほど前からこの脂肪酸の含有量の制限、または製造禁止に。ニューヨークでも数年前に販売禁止だ。

タバコは嫌煙権が世界に広まってきたが、販売禁止にはいたっていない。販売禁止になったトランス脂肪酸がいかに危険なものかご理解できるのではないだろうか。

これは**自然界にない油なので体内で吸収された後、代謝されることはなく細胞膜に蓄積し、肥満の原因となるほか、心臓病を引き起こすことがわかった**のだ。もちろんのこと、脳神経細胞も細胞膜でできているので、この『トランス脂肪酸』が認知症を促進している可能性が十分に高い。

このマーガリンを室内で２年間ほど放置する実験が行なわれたことがあった。その結果、

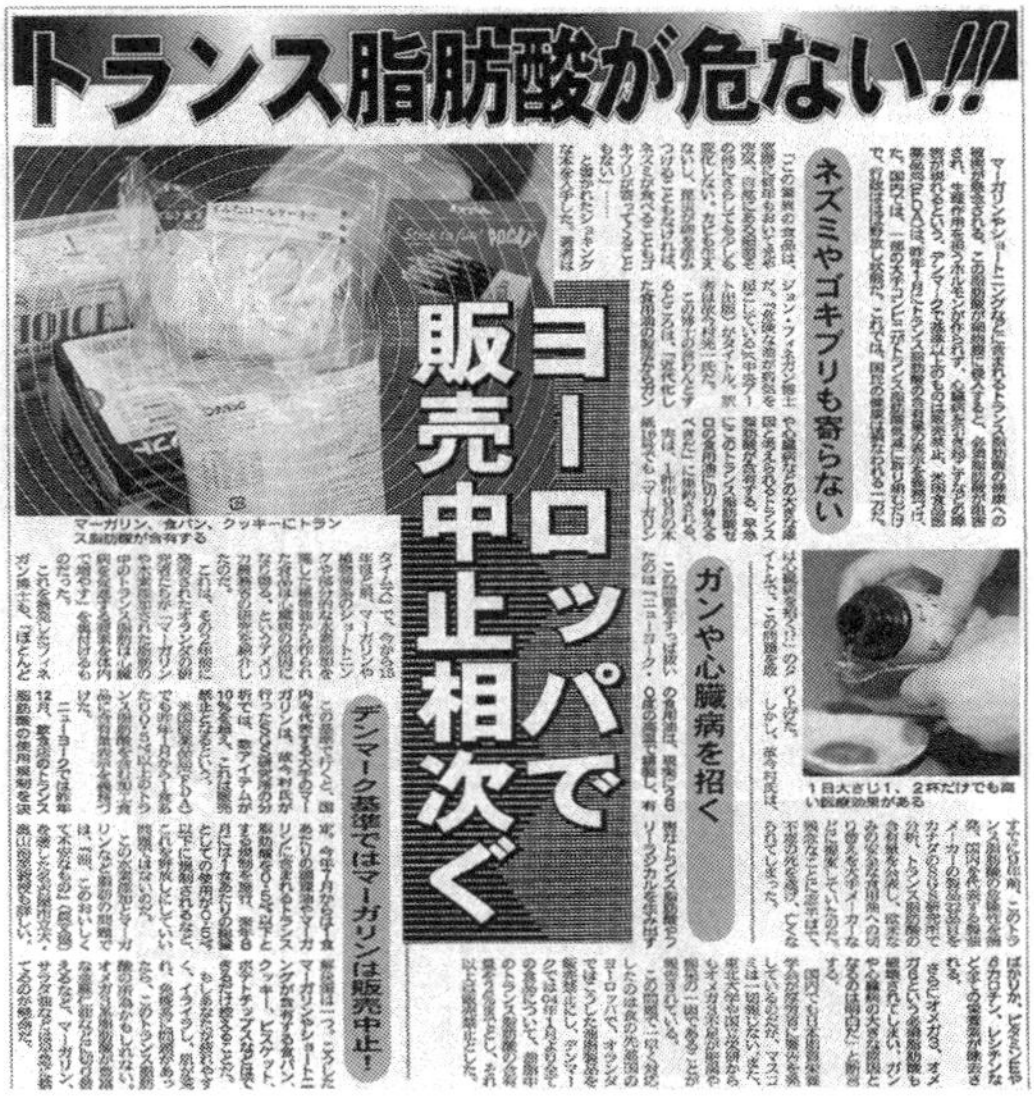

トランス脂肪酸が危ない!!

ヨーロッパで販売中止相次ぐ

ネズミやゴキブリも寄らない

ガンや心臓病を招く

デンマーク基準ではマーガリンは販売中止!

マーガリン、食パン、クッキーにトランス脂肪酸が含有する

トランス脂肪酸入りマーガリンは販売禁止にすべき

カビが生えず、腐りもしなかったのだが、ネズミもゴキブリも寄ってこなかったのだ。早い話、ネズミもゴキブリも食べないマーガリンを日本人は、何の疑問を持たずに「植物性だから体にいい」という感覚で食べているわけだ。

　このマーガリンを食べるくらいなら、バターのほうがまだ〝まし〟だ。

　ちなみに**このトランス脂肪酸はマーガリンのほか、ショートニング、生クリーム、クッキー、クロワッサンなどにも含有**される。日本のスーパーには、堂々と店頭で陳列されている。心臓病や認知症になりたくなかったら、即刻、マーガリンは廃棄すべきだ。

　厚労省と農水省には、このような出鱈目が実に多い。大マスコミにはもはやジャーナリズムは消え失せた。日本の常識は世界の非常識であることを知らねばならない。

Ⅱ　増加する自律神経失調症やうつ病を防ぐ

◎大企業では10人に1人がうつ病に陥っている

今日、一億ストレス社会と言われ久しい。これにハイテクが加わり、交感神経過多による自律神経失調症やうつ病の増加も社会問題の一つだ。年間自殺者が３万人以上という異常事態が10数年続いた。これは先進国中、韓国と並び最悪の事態だ。

実は、これは遺書があった場合の公表数で、実際はその５倍の15万人以上に上るらしい。隣国の韓国では20万人とされるので、この数値は妥当かもしれない。

大企業の10人に１人がうつ病に陥っているとも言われ、これも打つ手がないのが現状だ。こうした場合、日本の心療内科や精神科の８割方は、ほとんどカウンセリングを行ない、向精神薬を投与するのが常だ。いわゆる『ＳＳＲＩ（選択的セロトニン再取り込み阻害薬）』という抗うつ剤だ。しかし、この服用で再発再発を繰り返し、自殺率が10倍に跳ね上がるという説もあり、これも問題が実に多い。

このうつ病の増加は、長時間労働によるストレスで交感神経を使い過ぎ、自律神経のバランスを狂わせたのが大きな原因。ビジネスマンにとっては、うつ病にならないための戦略は必須だ。

この自律神経失調症やうつ病にもシリカマットは大きなチカラを発揮する。前出の愛媛大学大学院・荒木博陽教授も「熟睡できる。眠りの質が違い、朝スッキリ起きられる」と証言しているほか、「糖尿病でいつも体が重く、眠りが浅いのに久しぶりに熟睡できた」（徳島・元木さん）、「背中が硬く寝返りを打たないと眠れないのが、シリカマットを使ったら、寝返りを打たないでぐっすり眠れた」（看護師55歳）などの反響は、まさしく自律神経のバランスが改善され、副交感神経が働いた証拠だろう。

近年の研究では、この状態に**カルシウム不足が加わると、脊髄神経と自律神経系にカルシウムが沈着し、自律神経失調がさらに悪化する悪循環に陥る**ことがわかってきた。

うつ病は精神病と思われがちだが、脳の働きが大いに絡んでいる。脳の構造を知るのには大脳、小脳、脳幹の3つに大別するとわかりやすい。

大脳は左右に分かれ、脳幹がこの左右の半球をつないで脊髄へと繋がる。この脳幹の働

『脳の構造』

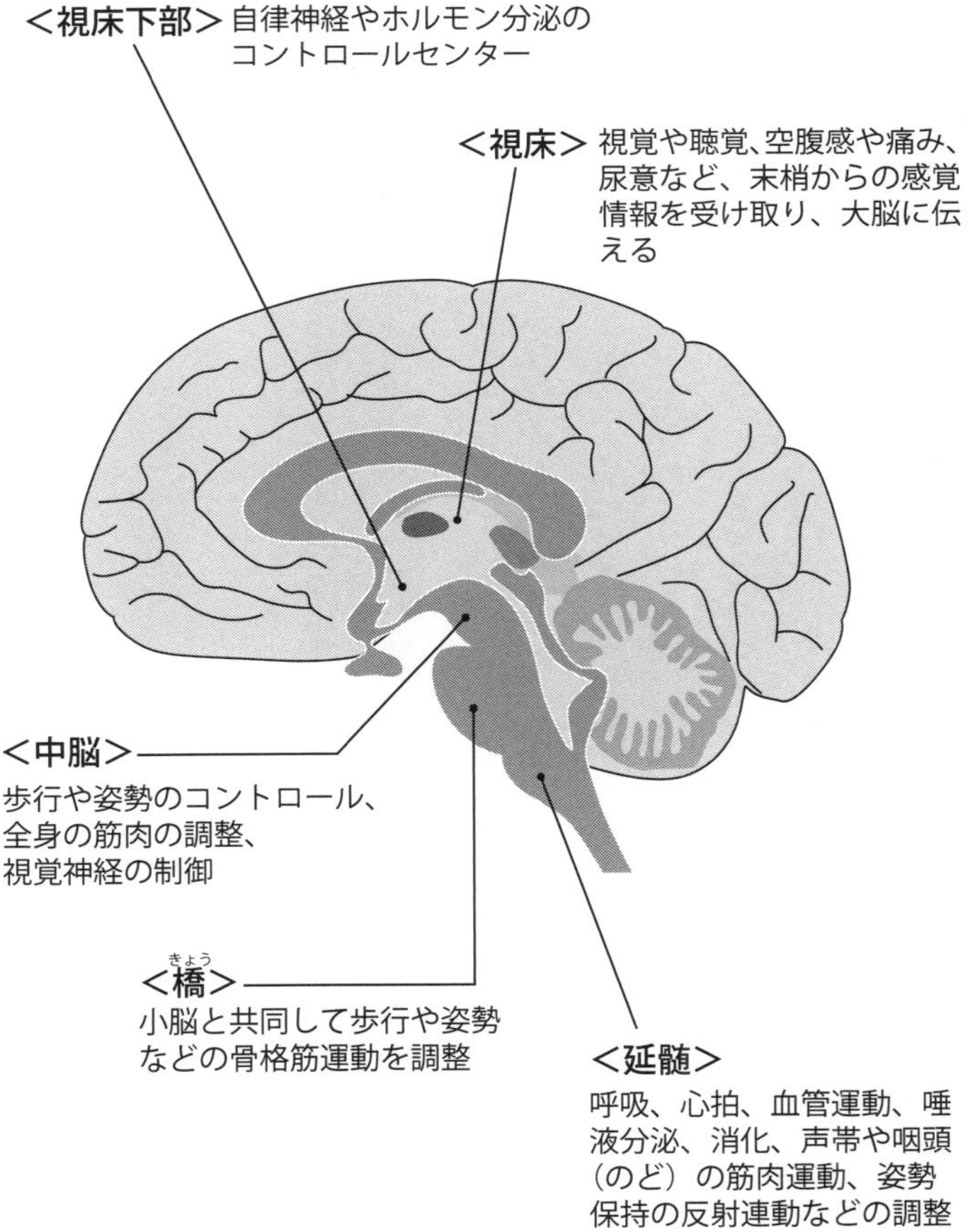
＜視床下部＞自律神経やホルモン分泌のコントロールセンター
＜視床＞視覚や聴覚、空腹感や痛み、尿意など、末梢からの感覚情報を受け取り、大脳に伝える
＜中脳＞
歩行や姿勢のコントロール、全身の筋肉の調整、視覚神経の制御
＜橋《きょう》＞
小脳と共同して歩行や姿勢などの骨格筋運動を調整
＜延髄＞
呼吸、心拍、血管運動、唾液分泌、消化、声帯や咽頭（のど）の筋肉運動、姿勢保持の反射運動などの調整

視床下部に余剰カルシウムが沈着すると自律神経失調症が悪化する

きが体温の調整や呼吸、心・血管系などをコントロールしているわけだ。言い換えれば、体を一定に維持するホメオスターシス（恒常性）は、ここで維持、管理されていることになる。いわば生命維持機能を担っている中枢センターといえる。

この脳幹内にある間脳は視床と視床下部に分かれ、**視床下部が自律神経を支配し、臓器及び全身に影響を及ぼしている**わけだ。この**視床下部に余剰カルシウムが沈着すれば、交感神経と副交感神経を支配している自律神経が狂い、このバランスを失う**ことになる。これがカルシウム研究を40年近く続けてきた治療家川村昇山が近年、明らかにした自律神経失調症の発症メカニズムだ。

もしあなたが、日常的に「よく眠れない」「目まいがする」「息切れ・動悸がする」「冷え症」「憂うつ」「根気がない」などの症状を訴えているとしたら、自律神経失調症の疑いが濃厚だ。いち早く今の暮らしを見つめ直し、過度に緊張を強いられないような環境を作るか、カルシウム不足による脊椎系の異常を改善してみることだ。

とはいえ、カルシウム補給を目的に薬局で販売される『カルシウム剤』『イオン化カルシウム溶液』などを摂っては逆効果になる。

4章で述べたようにアジ、サンマ、イワシ、サラダ菜や小松菜、ヒジキ、ワカメなどの

『非活性型カルシウム群』と呼ばれる食品を摂るのが一番効果的だ。また、このブラックシリカの成分である珪素が多く含まれるヨモギやスギナを乾燥させたお茶や、水溶性珪素の摂取も効果的だ。

筆者は、２０１３年秋、この水溶性珪素を３年間摂取し、病院で宣告されたアルツハイマー病とうつ病を克服した70歳代後半の女性を取材したことがある。しっかりした足取りでＪＲ松戸駅周辺の喫茶店までバスを乗り継いで取材に応じてくれた。

現代医療では、薬剤を飲んでもアルツハイマー病の進行をやや抑制することしかできないのだが、血色も良く口調に淀みがなかった。**珪素が脳神経幹細胞を刺激し、脳神経を再生、記憶が蘇った**わけだ。

今日はパソコン・ハイテク時代だ。会社で10時間前後、入力作業を行ない、家に帰ってはゲームやスマホを毎日やっている人が相当数にのぼるのではないだろうか。

女子高生のスマホの平均使用時間は８時間という調査結果が出た。まさにパソコン依存症というべきだ。これでは身がもたない。ヒーリングミュージックを聞いたり、お風呂や岩盤浴などで緊張をほぐし、リラックスする時間をつくる必要があるわけだ。

近年では子どもが親を殺す、少年少女が友人を殺すなどの猟奇事件が後を絶たない。簡単にゲームのように殺人を犯す人間が増えてきた、まさに頭が狂っているとしか思えない。ある調査では、小学生が「1日300回以上笑う」のに対し、40代のビジネスマンでは「1週間も笑わない」が5人に1人いるという実態が明るみになった。何とも気の毒な結果だ。

笑いは、自律神経が正常かどうかのバロメーターだろう。笑えない環境で働いているとしたら、環境を変える努力が必要だ。

◎セロトニンの分泌を良くすれば情動が安定する

私たちは日常、笑ったり、怒ったり、悲しんだり、泣いたりして過ごしている。この情動に関係しているのが〝脳内ホルモン〟であるエンドルフィンやドーパミン、アドレナリンなどだ。ジョギングや瞑想したりすると爽快感が湧き、気持ちがよくなるのだが、それは〝脳内モルヒネ〟との異名があるエンドルフィンが分泌された所為だ。

逆に満員電車でギュウギュウ詰めされると、イライラ、カリカリ、不快感を伴う。これは〝攻撃ホルモン〟の異名があるノルアドレナリンが働いた所為で、やがて落ち着く。落ち着きを取り戻すのはエンドルフィンが働いたためだ。

このホルモンを脳内で調整しているのがセロトニンというホルモン物質だ。腸内で多く作られ、脳内で情動をコントロールしていることがわかっている。

セロトニンは、別名〝幸せホルモン〟とも呼ばれる。**要するにこのセロトニンの分泌が良ければ、私たちの喜怒哀楽の情動が制御され、情緒が安定した精神状態を維持できる**ことがわかってきた。現代人はこのセロトニンの分泌量が少なくなっているわけだ。

このセロトニンに詳しい、東邦大学医学部の有田秀穂教授によれば、「うつ病は生活習慣病の一種で、昼夜逆転の生活や朝から晩までパソコン作業に従事し、帰宅してはネットやゲームに講じる人の増加などがあげられ、そのことでセロトニン神経が弱り、うつ症状が誘発される」とズバリ明快だ。

「運動ニューロン疾患」については後述するが、大脳には１２０億から１５０億の神経細胞（ニューロン）が存在するといわれる。

次頁の図のようにａから情報発信され、ｂで受信し、ｃに到達できれば問題はないわけだ。この神経細胞と神経細胞の接合部をシナプスと呼ぶのだが、このシナプスから神経伝達物質であるセロトニン、ノルアドレナリン、ドーパミンなどの電気信号（インパルス）がカルシウム・チャンネルを通じてｂとｃに届いているのが通常だ。

健康な神経組織

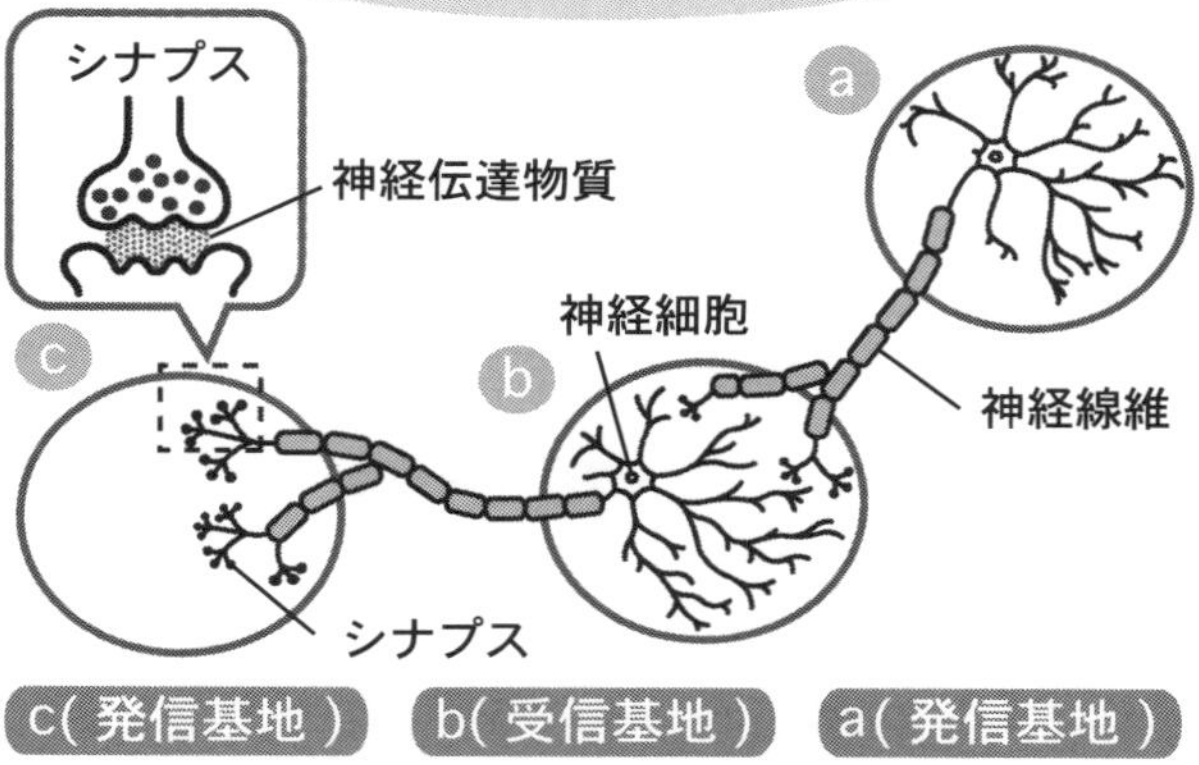

不健康な神経組織

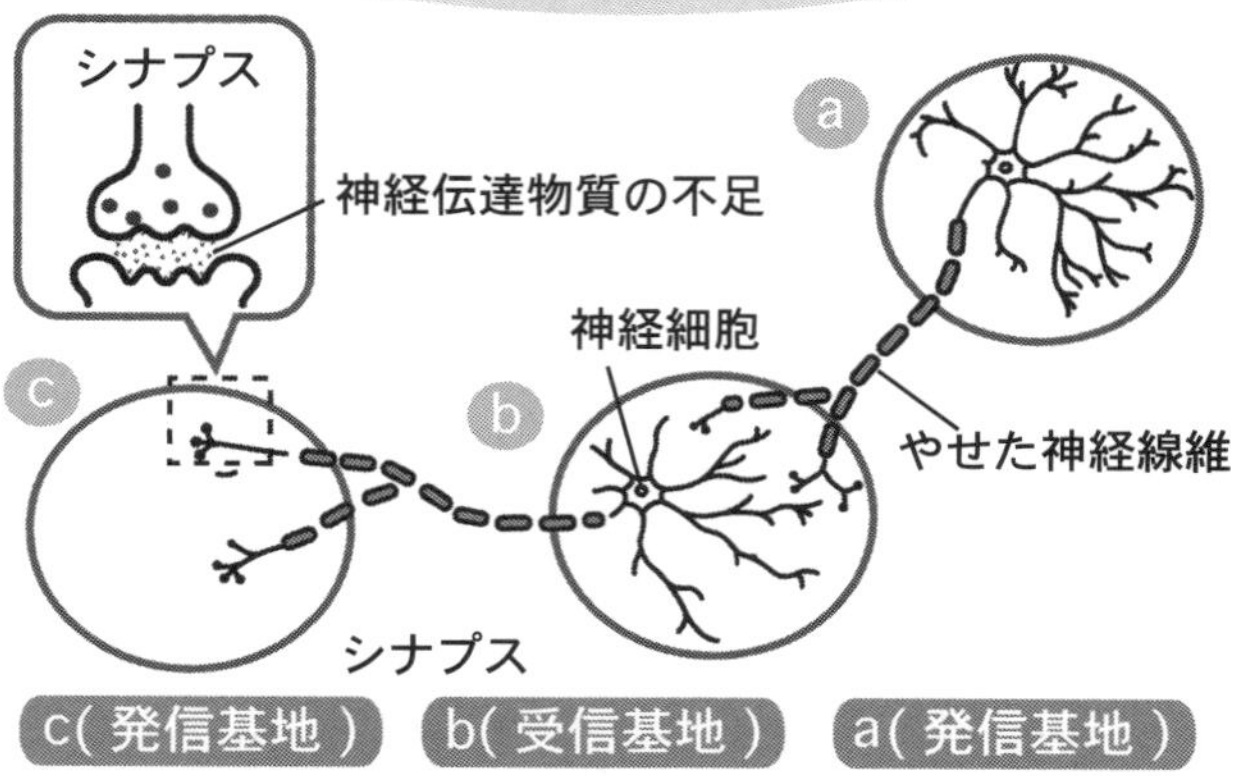

Caが神経細胞に沈着し、うつ病などを誘発する

しかし、この神経細胞にカルシウムが沈着し、神経細胞が細くなっていたり、栄養や酸素が運ばれていなかったりすれば、信号はショートを起こす。

そして空転、その先に進めなくなる。その原因には甲状腺などからのホルモン分泌も関係し、神経細胞の代謝機能が低下した場合に起こるというのだ。

◎セロトニン神経が活性化されれば、線維筋痛症や慢性疲労症候群も解消する

最新の神経免疫学では、「この情報が伝達されないと、イライラしたり、怒りっぽくなるし、いわゆる〝キレる〟症状となり、やがてうつ病に陥る」と考えられている。もちろん、会社が倒産したり、失恋したり、夢や希望を失ったりなどの精神的なショックを受けた場合も神経伝達物質が分泌されず神経線維がショートしたりする。そこで突発的に自殺したりするケースもあるわけだ。

およそこのようなメカニズムが脳内で働いていることが推察されるのだ。

前出の有田教授は、この対策として、「朝30分の速目のウオーキング、腹筋を使った呼吸（腹式呼吸）、ガムを噛むなどの咀嚼を３から６カ月実践すれば、セロトニン神経が活性化

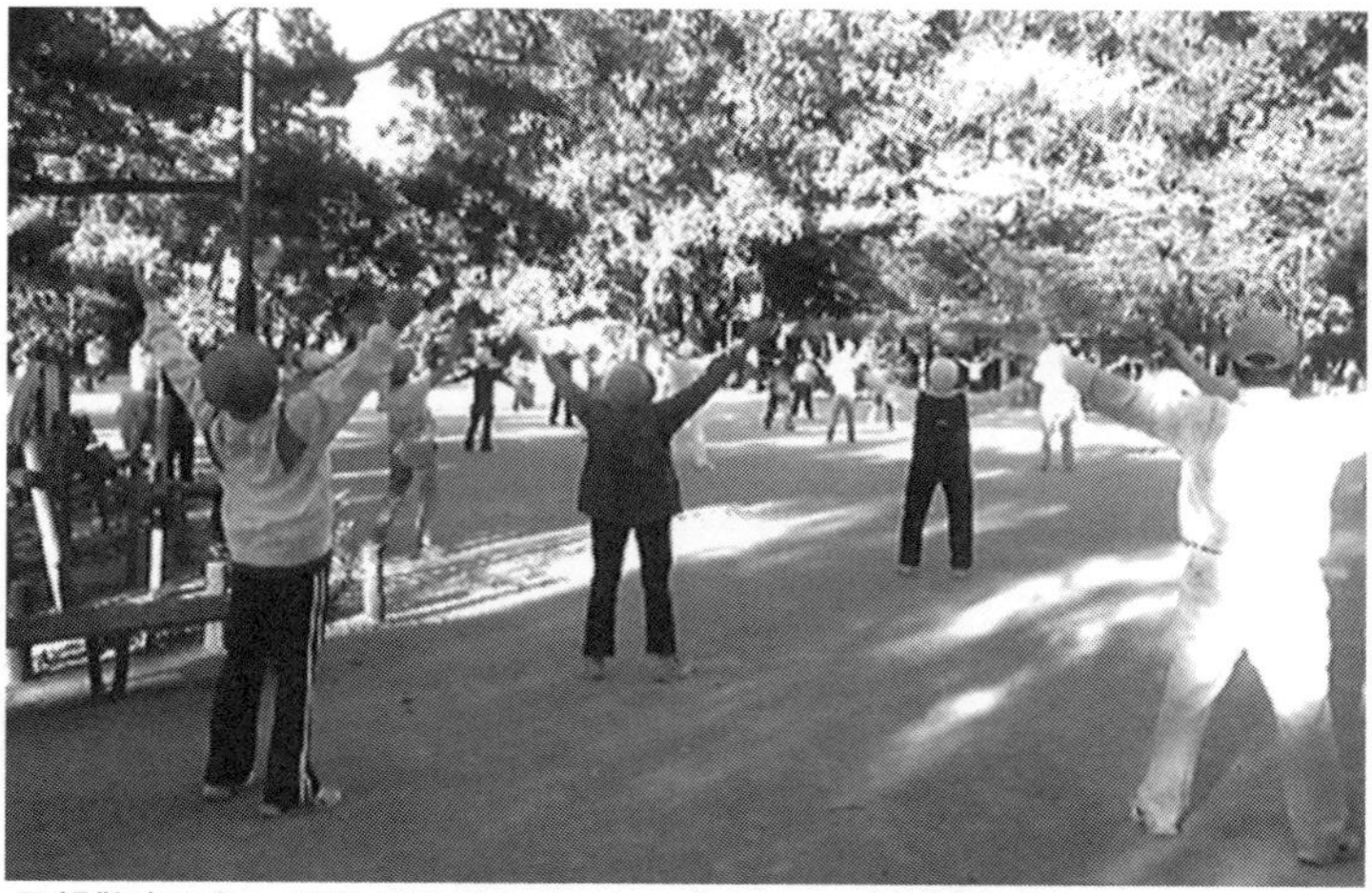
早朝散歩や軽い運動が幸せホルモン・セロトニンを誘発する

され、確実にうつ病は改善できる」と述べる。

そして、さらにこの**セロトニン神経が活性化すれば、原因が不明で関節や筋肉が痛む線維筋痛症やパニック障害、慢性疲労症候群なども改善する**というのだ。

これが『セロトニン健康法』というわけだ。

ちなみに、体内でカルシウムを作るにはビタミンDの補助が要る。このビタミンDは朝方の太陽光の特殊な光があたることで生成されるので、朝の30、40分ほどのウオーキングや屋外での体操などの運動療法も併用したい。

太陽光に含まれる赤外線が体内の永遠不滅生命体ソマチッドを活性化するので、自然治癒力が喚起するのだ。

◎バナナや大豆類はセロトニンの原料となるトリプトファンが多い

脳内のホルモン物質をコントロールするセロトニンというホルモン物質は、トリプトファンというアミノ酸が構成成分だ。

前述した運動療法に加えて、このトリプトファンが多いバナナや大豆類のほか、鶏肉、卵、サツマイモなどを常食するほか、腸内細菌叢を善玉菌優位にする味噌、納豆、醤油、漬物などの発酵食品を摂れば、セロトニン健康法は完結する。

ただし、味噌は短期間で製造したものではなく、1年間以上寝かせた長期醸造のものがいい。**１９８６年に起きたチェルノブイリでの原発事故の際、当時のソ連に大量の味噌が送られ、放射線障害の改善に大きく役立った。**これは、発酵食品に含まれる乳酸菌が放射線で破壊された腸壁を正常化したことで、この障害を改善したことが裏付けられた。

また、この豆類には神経伝達物質の原料となるレシチンが含まれるほか、大豆イソフラボンが含まれており、若返りには最高の食材だ。

かつて欧米人と比べてアジアの女性に乳ガンにかかる率が非常に少なかったのは、この大豆類をよく食べていたからだった。納豆には血栓を長時間かけて溶解する作用もある。こ

『セロトニン健康法のための食材』

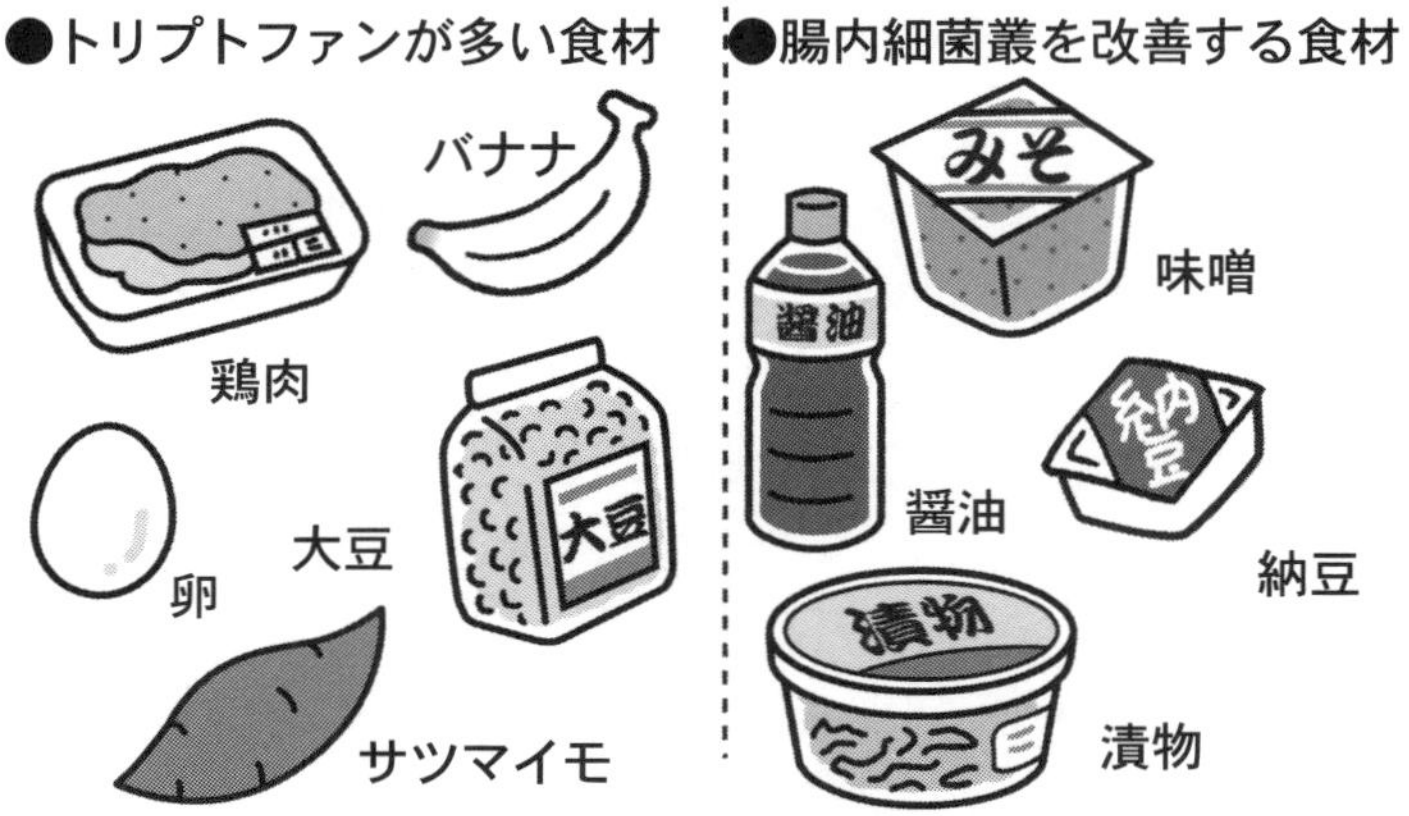
●トリプトファンが多い食材
鶏肉
バナナ
卵
大豆
大豆
サツマイモ
●腸内細菌叢を改善する食材
みそ
味噌
醤油
醤油
納豆
納豆
漬物
漬物

アミノ酸が豊富な大豆、発酵食品を摂るとよい

の納豆や味噌は史上最強の食材というべきではないだろうか。

ノーベル賞を受賞したイギリスの学者が、2年間にわたり、恋愛中のカップルや夫婦を調査したことがあった。

この報告によれば、生理学的にこれらの男女は、2年間は他の異性に関心を移すことはなかった。しかし、動物性タンパク質中心の食生活を続けた男女は2年を過ぎると、他の異性に関心が移り、浮気をする傾向が見られた。

しかし、乳酸菌などを摂取した男女では、浮気は見られなかったことがわかった。要するに腸内で善玉菌優位の環境が作られ、〝幸せホルモン〟のセロトニンの生成が促進された。

そして、相手に対していつまでも感謝の気持ちの感情を持ち続けることがその要因であることが推論されたのだ。

肉食系芸能人に多い離婚話は、この欧米型食生活の産物だったのではないだろうか。

いずれにせよ、**うつ病と乳ガンの予防の観点からも大豆や発酵食品をとり、永遠不滅生命体ソマチッドが棲みやすい腸内環境を整備する**ことが現代人には必須だ。

まさしくこうした食生活に合わせ、シリカマットを使えば、うつ病などの自律神経失調症の予防治療には最強の方法ではないだろうか。

Ⅲ 骨粗しょう症による大腿骨骨折を予防する

◎ 50歳以上の女性の3人に1人が骨粗しょう症に罹っている

高齢者が気をつけねばならないのは、骨がスカスカになる骨粗しょう症による大腿骨頚部骨折だ。骨粗しょう症は50歳以上の女性の３人に１人が罹っている。60歳後半から激増し、70歳代では２人に１人、全体で約１３００万人ほどが罹っているといわれる。

あなたの口元や眉間に縦皺が増えていたら、骨粗しょう症に罹っていると言っていい。顔面の骨密度が低下し、骨の容積が縮小、皮膚が弛んでしまったのだ。

大腿骨頚部骨折は、女性の70歳後半では25%、80歳以上では43%が引き起こす。寝たきりとなり、介護が必要になるので、骨密度を高める食養生は40、50歳から始めておいていい。

「骨折の予防＝カルシウム摂取」と言えば、牛乳摂取を思い浮かべる人が多いかもしれな

『骨粗しょう症の年代別有病率』

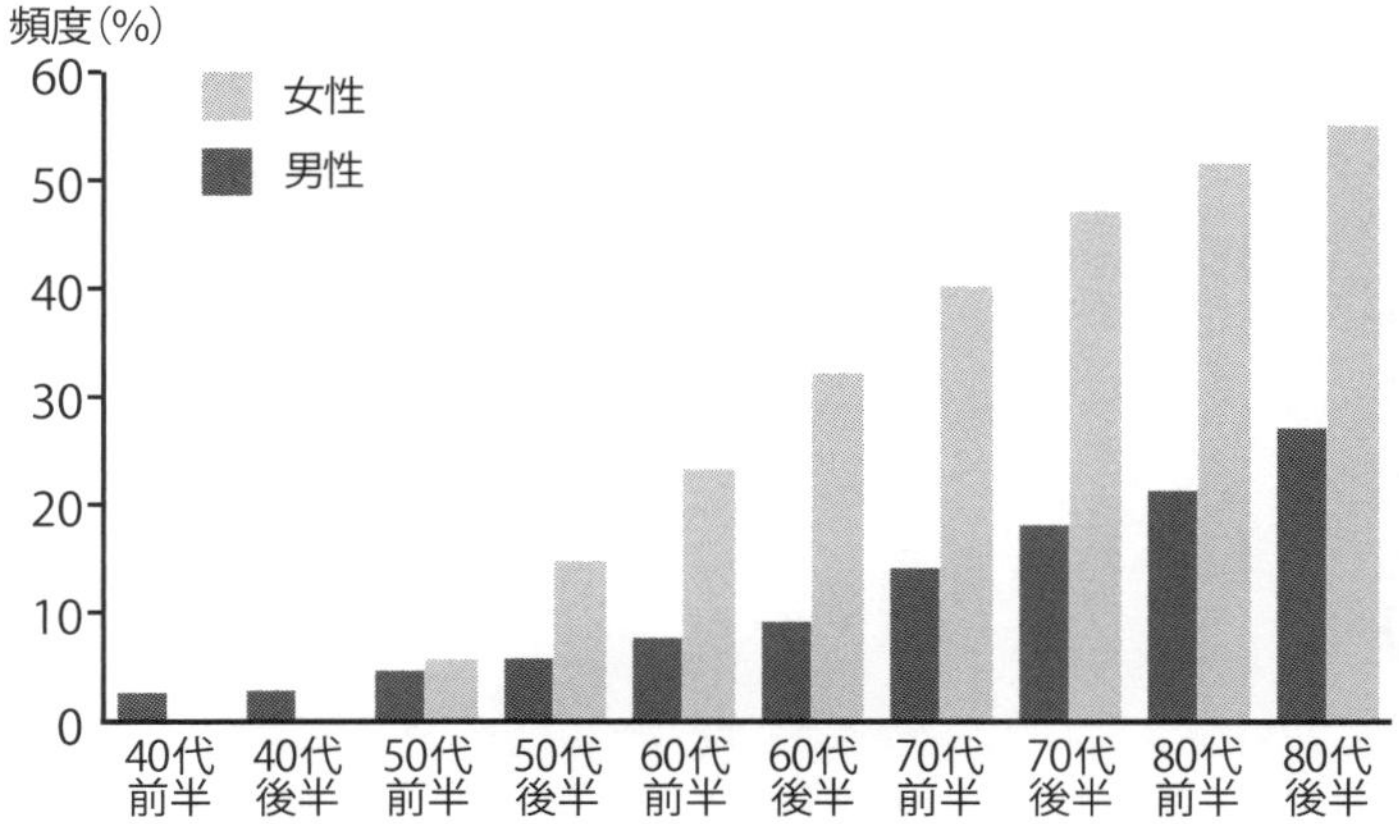

【方法】日本骨代謝学会の調査により得られた各年代別の骨密度70%未満の人口割合を2000年の各年代別の予想人口にあてはめ、性・年代別の骨粗しょう症有病率を推定。

『大腿骨頚部骨折の主な危険要因別オッズ比』

要　因	オッズ比	要　因	オッズ比
自力で入浴できない	2.09	糖尿病の既往歴	1.98
２、３ヵ月の寝たきり	2.89	貧血の既往歴	2.08
最近６ヵ月の不眠	2.44	肉類の食習慣……子ども（週２回以上）	1.59
脳卒中の既往歴	4.68	薬物治療を受けていない	0.38
コーヒーの多飲……大人（１日３杯以上）	3.23	アルコールを適量飲む（１合未満）	0.61
ヨーグルトの食習慣……大人（１日１杯以上）	3.46	魚をよく食べる……子ども（週３～４回）	0.60
牛乳の飲用習慣……大人（１日２杯以上）	2.14	運動をよくする……大人	0.46
チーズの食習慣……大人（１日１切れ以上）	3.99	日本茶をよく飲む（１日３杯以上）	0.59
自力で家事がこなせない	1.54	硬いものでもよく食べられる	0.70

「わが国の大規模調査による大腿骨頚部骨折の症例対照研究（概報）」より抜粋、表現を一部改変
オッズ比は１より大きい場合リスク増、１未満の場合リスク減

い。しかし、これは逆効果。近年、牛乳や乳製品の摂取は、逆に骨密度が低下することが医学的に証明されているのだ。旧厚生省が96年に行なった『わが国の大規模調査による大腿骨骨折の症例対照研究』でも明らかになった事実だ。

この大腿骨頚部骨折の危険要因を調査し、1より高い場合リスク増となるオッズ比で著したのが前頁下の表だ。これによれば、「チーズの食習慣1日1切れ以上」が3・99、「ヨーグルトの食習慣1日1杯以上」が3・46、「牛乳の食習慣1日2杯以上」が2・14となり、危険度は増える。

これに対し、**「運動をよくする」が0・46、「日本茶をよく飲む」が0・59、「魚をよく食べる」が0・60となり、リスクは軽減**する。

結論は「乳製品を摂るよりは、魚や日本茶などの伝統食を摂り、日光にあたり定期的な運動を毎日10分以上続ける」ことが骨折を免れるライフスタイルということがわかった。

おや、不思議？　牛乳はカルシウムを増やしてはいなかったのだ。実は、これは「脱灰」、または「カルシウムのダウン症」という生理作用なのだ。

この現象を簡単に言えば、乳製品は「活性型カルシウム食品群」に入り、イオン化されており、実に吸収力が高いのだ。そのため、骨に吸収される前に細胞や血管、臓器に沈着し、カルシウムバランスが崩れてしまうのだ。

そうすると、**副甲状腺ホルモンが分泌され、骨に蓄えられたカルシウムが溶出し、逆に骨がスカスカになる。**そして、この溶出したカルシウムが内臓内や血管壁に沈着し、これが思わぬ病を発症することになるというのだ。

◎「カルシウムパラドックス」によって起こる難治性疾患が改善できる

慢性的なカルシウム不足に陥ると、「カルシウムパラドックス」という生理現象が起こる。これは骨のカルシウムが慢性的に不足した場合、これも副甲状腺ホルモンの作用で血管や臓器などにカルシウムが取りこまれ、体内のカルシウム濃度が高まるという逆の作用が起こることだ。

これが腎臓で起これば「腎結石」となり、膀胱で起これば「尿結石」となる。膵臓で起これば インスリンが減少、糖尿病の悪化。目で起これば白内障、脳神経で起これば認知症を誘発するというのだ。

つまり**カルシウム不足は、心筋梗塞から脳梗塞、ガン、リウマチ、肩こり、冷え症、神**

経痛などの生活習慣病などの要因になっているというのだ。

カルシウムと言えば、軽く考えがちだが、このような重大な慢性病や難治性疾患までも誘発する原因にもなっているのだ。そのため、日ごろの慢性的なカルシウム不足を補う必要があるわけだ。

とくに日本の場合、土壌が火山灰で蔽われているので、欧米と比べ、カルシウムの含有量が少ない。その結果、野菜や果実、魚介類にいたるまでカルシウム濃度が少ない。

したがって、日本人は慢性的にカルシウム不足に陥っているのが現状だ。厚労省の指導するカルシウム所要量と吸収率は以下だ。

- **子ども…500ミリグラムから900ミリグラム（吸収率は75％）**
- **成人……600ミリグラム（吸収率は30～40％）**
- **妊婦……1000ミリグラム（吸収率50～60％）**
- **老人……1200ミリグラム（吸収率は20％以下）**

子どもの摂取量が高いのは、成長期にはカルシウムが欠かせないためだ。妊婦もまた胎

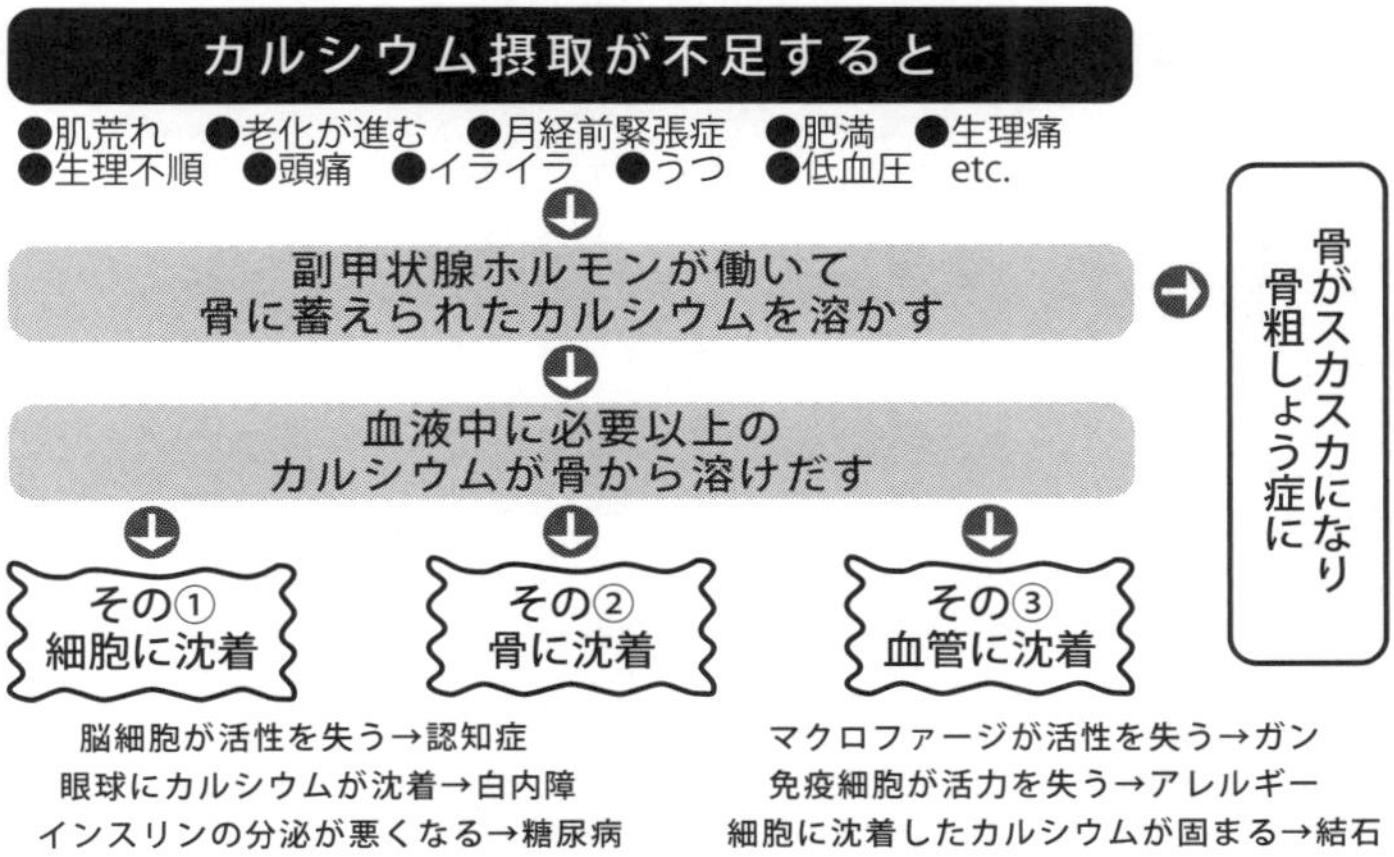

血中にCaが溶けだし細胞内に沈着する

『警告！カルシウム不足』（駿台曜曜社）

児を育てるためにはカルシウムが必要。ところが、吸収率は食べ物によって差があり、おおむね吸収率の高い物で50％、低い食べ物ではわずか10％しか吸収されないものもある。

また、年齢や体の容態によっても吸収率は大きくかわる。この吸収率はおおむね30～40％くらいが妥当とされる。そのため、このカルシウム所要量を満たすためには食べ物の吸収率を計算し、1日の摂取量を考えなくてはならない。

高齢者のカルシウム吸収率は20％以下なので、高齢者は相応のカルシウムを摂らなくてはならないはずだ。残念ながら、**増加する心臓病や動脈硬化症、糖尿病、ガン、認知症などはカルシウム不足が引き起こしていること**

から、ほとんどの高齢者はカルシウム不足に陥っているのが現状ではないだろうか。

◎高齢者は積極的にカルシウム食品群を摂る必要がある

さらには、インスタントやレトルト食品、缶詰、ハム・ソーセージなどには、必ず弾力性や食感、品質保持を目的に「リン酸塩」が含有されているのが問題だ。このリン酸塩が体内でカルシウムの吸収を妨げたり、その働きを邪魔したり、甲状腺ホルモンを阻害したりすることが判明しているのだ。

したがって、こうした加工食品を極力避け、カルシウムが豊富な野菜や魚介類を積極的に摂るべきだ。

筆者は、数年前、雲南省麗江市に2度ほど取材に訪れたことがある。あの世界遺産となった、約800年前の街並みがそのまま残っている麗江古城の辺りだ。ここには少数民族のナシ族が野菜や果物、木の実などを背負子に担いで、この珍味を売りにくることがある。このとき出逢ったおばあちゃん2人の年齢は、86歳と88歳で姉妹だった。「ナシ族はこの年までみんな元気で畑仕事をしていますよ」。筆者は驚いた。

日本の高齢者はどうであろう。大半薬を常飲、病院通いをするか、背中が曲がって杖をついているか、こんな高齢者が実に多い。寿命が延びてもＱＯＬ（生活の質）が低下したのでは、家族の厄介者になるだけではないか。

このカルシウム不足を予防するには、「牛乳や乳製品は骨折のリスクを高めるので、これを避け、大豆製品や海藻類、小松菜やブロッコリーなどの野菜を摂ることです」（前出・山田豊文所長）という。

乳製品の摂取が多い北海道の酪農家の40〜70代を調査したところ、ほとんどの世代で骨

善玉カルシウム

○骨に確実に入り、元気な骨をつくる
○カルシウムバランスを保ち、免疫力を高め、病気を予防する
○余分なリンを出し、骨の酸化を防ぐ

非活性カルシウム（食品）
○小魚（手のひらサイズ以下）
○海藻（天草、ひじきなど）
○野菜（山くらげ、小松菜など）
○風化したカルシウム（ニシキ貝の風化化石）
○ボレイ（漢方薬）

悪玉カルシウム

○骨に入らないで筋肉・血管・細胞・骨組織に沈着する
○急激に血中濃度を上げ、ダウン症状というカルシウム不足を起こす

活性（イオン化）カルシウム
○カルシウム製剤（病院、薬局）
○水に溶けているカルシウム
○添加物としてのカルシウム
○自分の骨から溶けだしたカルシウム

非活性でも結合が固く風化していないもの
○牛骨、魚骨、カニの甲羅、サンゴ、牡蠣がら

『健康で長生きは「骨」で決まる！
―カルシウム革命』（恵文社）

塩量不足を呈し、50歳代で骨粗しょう症を発症している人が少なくなかった。

酪農家が多いデンマークなどの北欧でも同様で、この事実は骨粗しょう症が異常に多発していることが裏付けられている。飲むならコップ2杯以内。

したがって、「カルシウム摂取は牛乳で」という神話は、迷信であることを知ったほうが賢明だ。とくに朝の太陽光には、カルシウムの吸収を促進するビタミンDを生成するチカラがあるので、早朝ウオーキングは効果的だ。そして「マ・ゴ・ワ・ヤ・サ・シ・イ」、小魚や野菜、海藻類などの『非活性型カルシウム食品群』は、体内のカルシウムの濃度を徐々に高め、骨密度を高めるには最適な食材なのだ。

むろんのこと、**シリカマットが発するテラヘルツ波及び中赤外線は、体温を上昇し、永遠不滅生命体ソマチッドの活性化を促し、骨代謝を高めるので相乗効果が期待できる**わけだ。

現代医療では、「骨粗しょう症になった場合、カルシウム剤とホルモン剤を併用するしか方法がない。カルシウム剤を服用して、骨粗しょう症が改善されたら奇跡としか言いようがない」（臨床医）とされるので、こうした食養生およびライフスタイルのほうが現代医療よりも勝っていると言って言い過ぎることはないのだ。

◎カルシウム不足が脊椎系難病を誘発する

カルシウム不足によって脊椎系にカルシウムが沈着した場合、自律神経失調症を発症する可能性があることは前述した。この**カルシウムパラドックスが進行し、カルシウム不足が進行すると、現代医療ではほぼ治療困難な「後縦靱帯硬化症」や「筋萎縮性側索硬化症」「脊髄性進行性筋萎縮症」などの難病を併発する可能性も高い**というのだ。

靱帯硬化症は、指先や下肢のしびれ、慢性の肩こりの軽い症状から歩行障害や排尿障害、筋萎縮などが現われ、日常生活が困難になる。後者の筋萎縮性側索硬化症などは、脳神経細胞の異常代謝から発症する『運動ニューロン疾患』と呼ばれる。

いずれも現代医学では、この難治性疾患は原因不明だ。こうした症状で苦しんでいる人は相当数に達するのではないだろうか。

これは前出の川村昇山院長のほか、長年、レントゲンを使い関節リウマチや骨粗しょう症を数万人診てきた福島賢人院長（福島整形外科）らの臨床から判明してきたことなのだ。

こうした症状を改善することは、現代医学ではほぼ困難なのだが、この臨床医の元に68歳の女性が来院したことがあった。この女性は骨粗しょう症と圧迫骨折の二つの症状で、現

『脊椎の構造』

人間の背骨は
首の骨（頚椎／けいつい）　7本
胸の骨（胸椎／きょうつい）12本
腰の骨（腰椎／ようつい）　5本と
仙骨、尾骨で構成されている

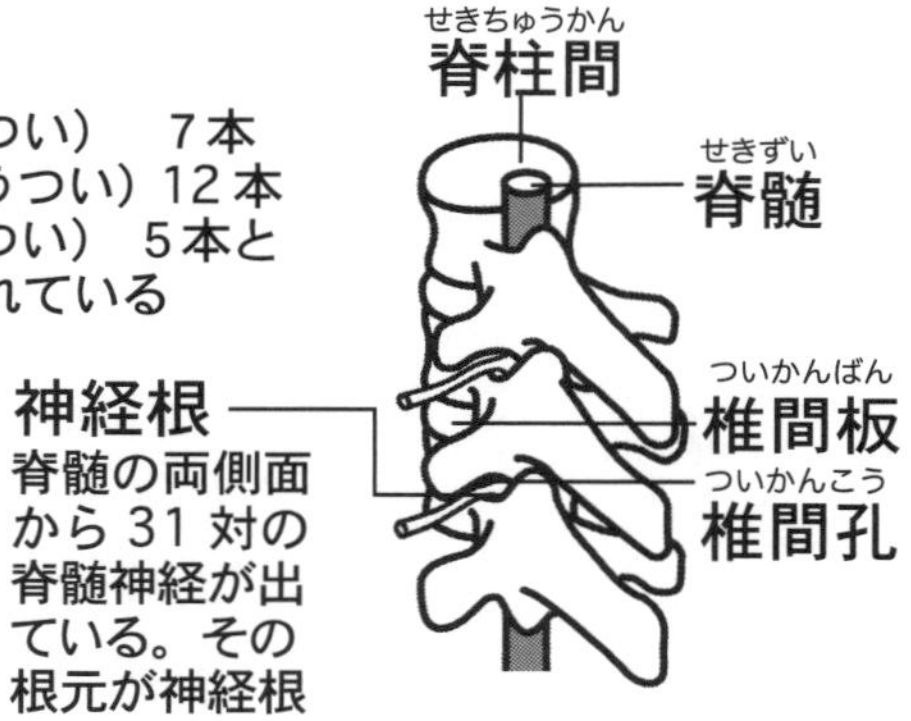

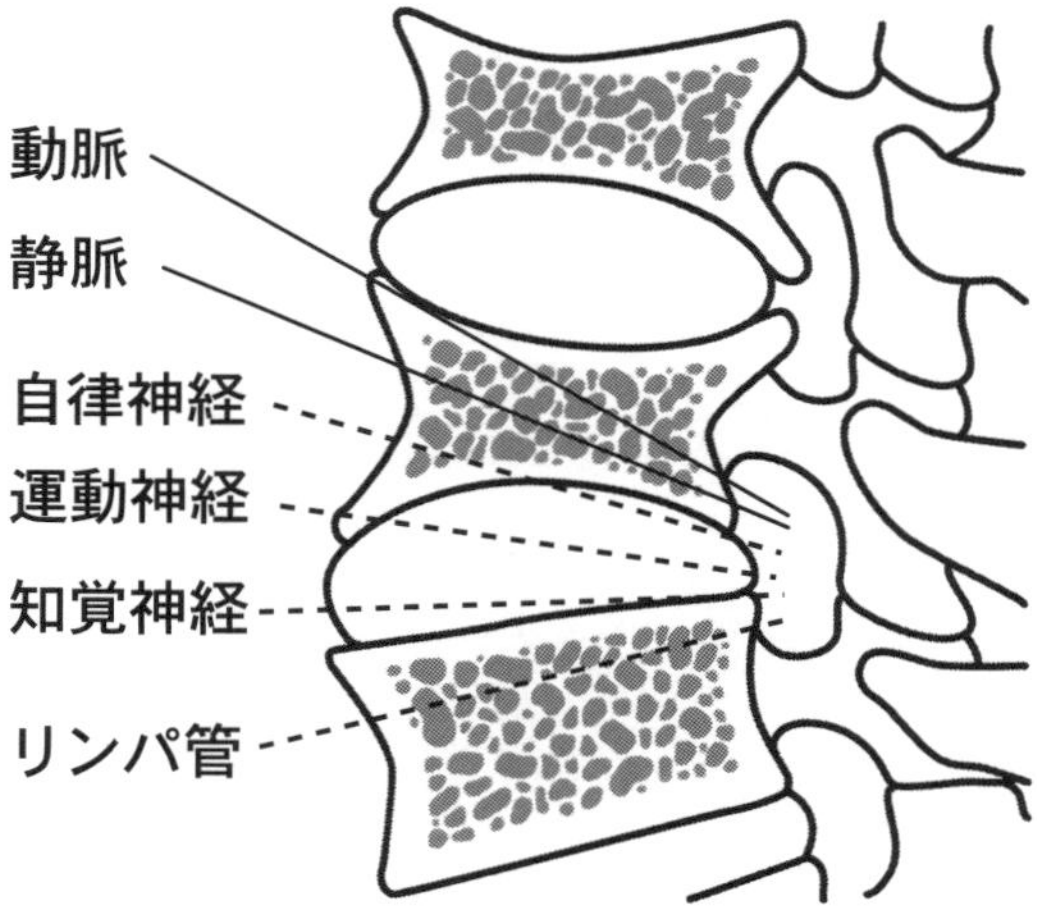

脊椎系にカルシウムが沈着し、神経障害、運動障害、知覚障害などの難病を引き起こす

『健康で長生きは「骨」で決まる！―カルシウム革命』（恵文社）

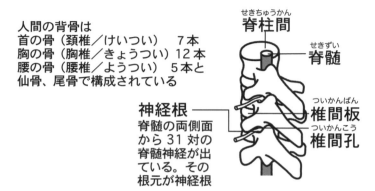

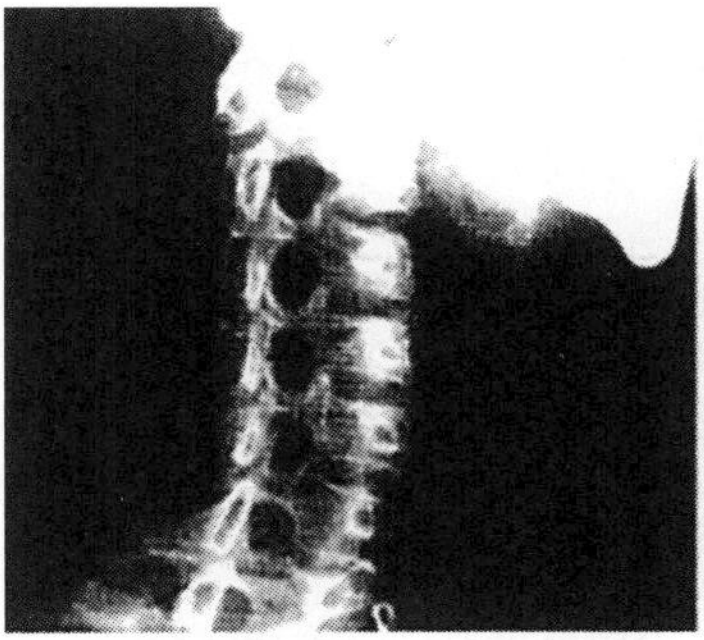

正常な頸椎の椎間孔

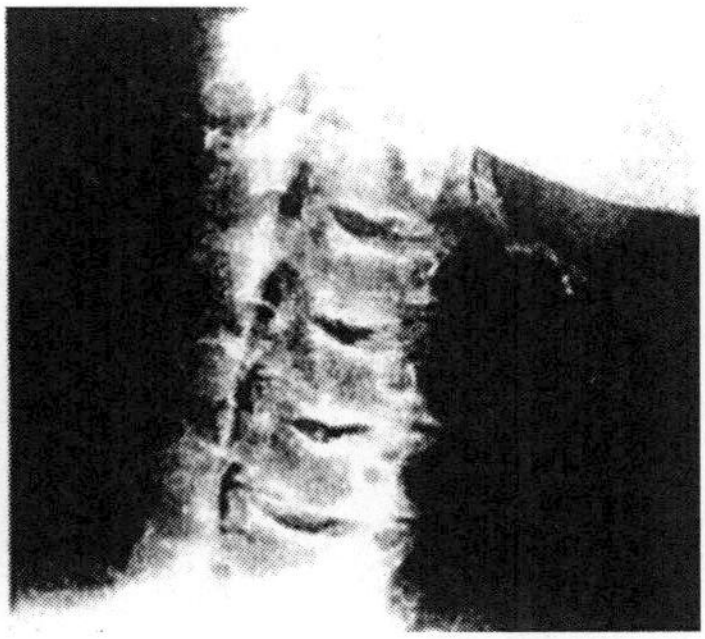

溶けたカルシウムが詰まった状態

（出典：タンポポ倶楽部）

代医療を受け、6カ月入院したが、骨がボロボロで手術もできない状態だった。

そこで、近くの病院に入院してもらい、ソマチッドを豊富に含む風化貝化石粉末というサプリと柿酢を飲んでもらった。すると、2カ月後には、歩けない状態だった腰痛がウソのように消え、退院できたというのだ。そして、退院して6カ月経って、その病院で検査したら「骨粗しょう症が治っており、奇跡というしかない」と言われたという。

その1年後、この患者はこの臨床医を訪れ検査したところ、圧迫骨折していた胸椎も腰椎も厚くなって丈夫さを取り戻し、腰椎全体の骨格もハッキリしていた。また、当然ながら、骨粗しょう症も改善し、骨塩量も増加していたというのだ。

こうした70歳、80歳になって発症する骨粗しょう症

『カルシウム不足が招くさまざまな症状』

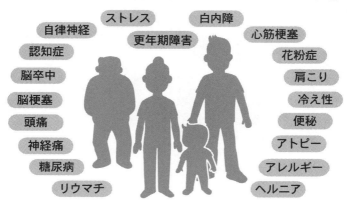

認知症、脳梗塞、糖尿病にもCa不足が絡んでいた

や圧迫骨折、脊柱管狭窄症や大腿骨骨頭壊死症、靭帯硬化症、椎間板ヘルニアなどは、現代医学ではほぼ治せない。この難治性疾患を福島賢人院長は手術することなしに万単位のレベルで治癒させてきた。

その著書『健康で長生きは「骨」で決まる―カルシウム革命』（恵文社）に詳しいのだが、その改善期間では、その人の年齢や体質も影響があるので、一概には断定できないが、おおむね半年から1年も続ければ結果を体感できるという。

「それだけでなく、多くの高齢者が悩む膝関節症や腰痛、肩こり、四十肩、五十肩、筋力の低下などのほか、動脈硬化症や糖尿病、高血圧、認知症なども早い人では1カ月から3

カ月、あるいは半年から2年、長い人では2年、３年の場合もありますが、現代医療から見放されても諦めることはありません」。福島賢人院長は述べている。

また、シリカマットでは、筋肉が萎縮し、動かなくなる筋ジストロフィーの改善が７症例あるとの報告を受けているのだが、残念ながら取材の都合がつかなかった。

これが事実なら、大変な朗報だ。

ブラックシリカから放射される中赤外線及びテラヘルツ波エネルギーが筋細胞の代謝を正常化したのだろうか。

◎自分でガンの攻略法を見つけた人の治癒率が高い

ここまで述べてきた健康法は、ソマチッドや珪素及びカルシウムの働きがキーワードだ。体内のソマチッドの活性化こそが、現代医療が「老化現象」として片づけてしまう症状を改善する大きな鍵というわけだ。

こうした難病を改善するには、大きなヒントになるのが２０９頁のグラフだ。これは、手術後3カ月の乳ガン患者の病に取り組む心理状態と生存率の関係を追跡調査した結果だ。

これによれば、『前向き』に予後のケアに取り組んだ場合の10年生存率は80％。〝あきらめ〟た場合の10年生存率は50％弱で半分近くに低下。〝絶望〟した場合では、20％に生存率は低下してしまったのだ。

結論は希望をもった場合と、絶望した心理状態では、生存率に60％も差があることだ。この調査で、**見事に精神状態が予後のケアに影響を与え、〝あきらめ〟と〝絶望〟がいかに生命力を低下させてしまう**かが伺えるわけだ。

実は、このことに永遠不滅生命体ソマチッドが大きく絡んでいるようなのだ。これは、ソマチッドの命名者ガストン・ネサン博士がガン治療薬『714X』を患者に使用し、ガン発生のメカニズムと、改善している証拠をソマチッドスコープで患者が確認した場合、治癒率に大きな差が出ることで推論された。

日本でもこのガン治療薬は使用されているのだが、どうもネサン博士の治癒率に50％近くも及ばないというのだ。これは**日本の患者は、〝病気は医者が治す〟〝ガン治療薬が治してくれる〟という依存の心理が多く、病の発生のメカニズムを知っていないか、または〝自分で作った病は自分で治す〟という意識が欠乏しているた**めでないかというのだ。

ネサン博士の患者は、ソマトスコープでソマチッドの異常を知り、短時間でソマチッド

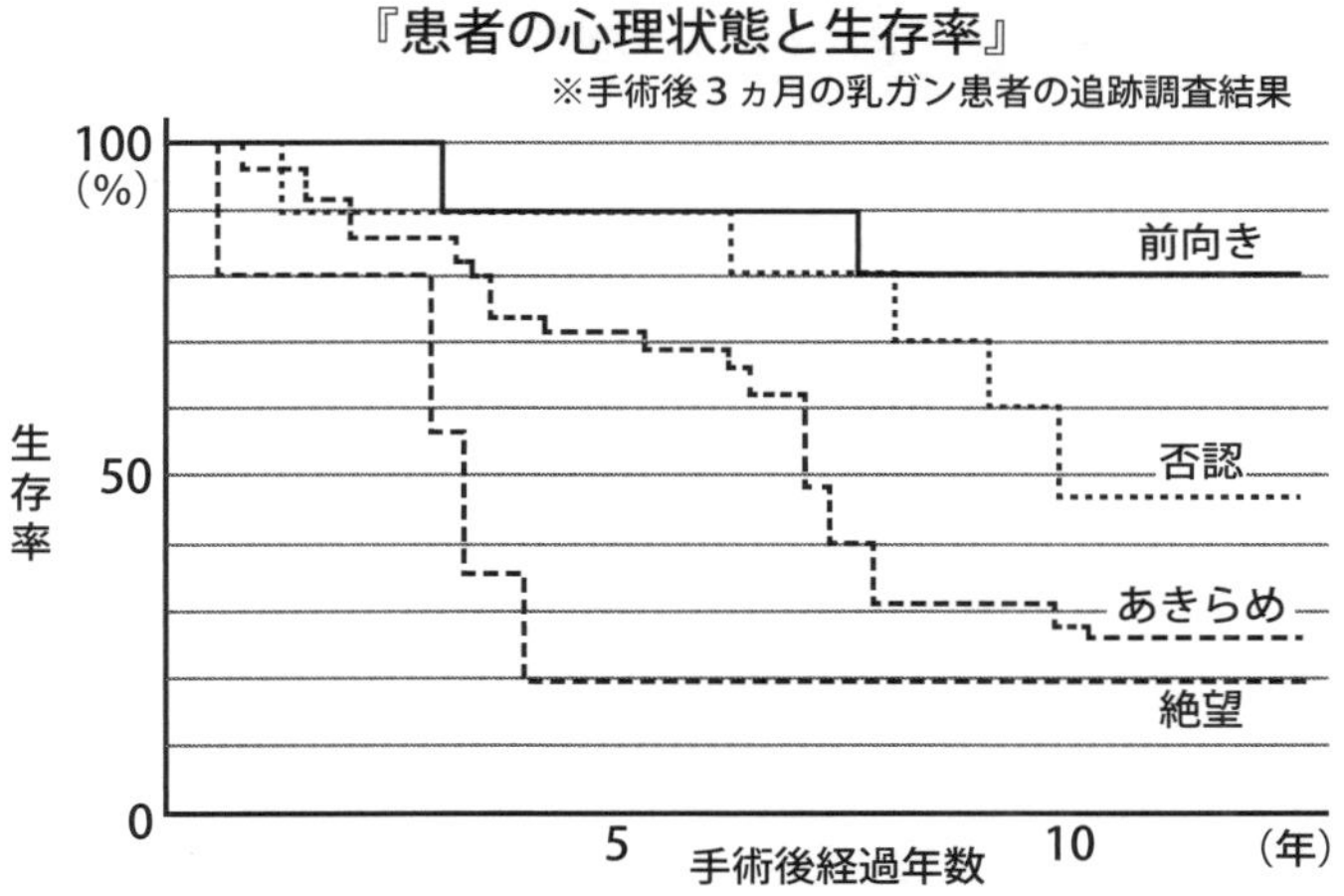

『サイコオンコロジー』（診療新社）

が励起する様子をその場で確認でき、〝あっ、治癒が起きている！〟と確信しているのだ。

この場合、永遠不滅生命体ソマチッドは励起し、自然治癒力を爆発させるらしいのだ。まさにソマチッドは、意思を有している所以だ。そして、気持ちが、心が、精神が、魂が前向きになったとき、ソマチッドは喜び、活性化するようなのだ。どうやら、ソマチッドは、宇宙の意思、創造主の意思、あるいは「大いなるもの」「グレイトサムシング」の意思を代弁してくれるのかもしれない。

宇宙のテーマは、創造、愛、進化・融合だろう。少なくとも、自分はなぜ病になったのか、どうすることで病が治癒に向かうかを理解すべきだ。

病はあなたの誤った食生活やライフパターンが誤っていたことへの気づきではないだろうか。この修正と理解が得られ、前向きな精神性が魂と連動、太陽光または赤外線及びテラヘルツ波を浴び、永遠不滅微小生命体ソマチッドが活性化する。

そして、遺伝子DNAがスイッチオン！　され、細胞が再生、自然治癒力が起動し始めるのではないだろうか。

人は艱難辛苦し、凌ぎ合い、病に思い悩むために生まれて来たのではないはずだ。

幸せを実現し、生かされていることに感謝し、世の中に喜ばれる。自分自身も「生きて良かった」との実感を抱きながら、この世での殻を脱ぎ捨て、新たな世界に旅立ってゆく。

人の痛みが自分の痛みのように思える。人の喜びが自分の喜びのように感じる。こうした魂の進化の使命を担って生まれてきたのではないだろうか。

永遠不滅微小生命体ソマチッドと同様、魂もまた、永遠不滅なのではないだろうか。

エピローグ　あなたの神意識が自然治癒力を喚起する!

◎伝統食が廃れることで慢性病が誘発された!!

〝あなたという実在は、あなたが食べて来たそのもの〟。これは酵素栄養学の世界的権威故エドワード・ハウエル博士の至言だ。

早い話、病の根本原因は、これまであなたが食べてきた食習慣によると考えていい。もちろん、これに遺伝的な要素も絡んでくるのだが、おおむね運動や姿勢などの物理的な要因、それと精神性とライフスタイルが絡み合って病を発症するのではないだろうか?

私たち日本人はかつて米を主食に小魚や魚介類、野菜、そして味噌、醤油、漬物などの発酵食品を食べてきた民族であろう。

2014年春、ユネスコはこの日本の伝統食を世界遺産に登録したが、今やもはや壊滅寸前なのではないだろうか。

米国がガン死の歯止めに成功した2000年前後、米国政府は国を上げて、動物性タンパク質と乳製品を制限し、日本型の小魚と野菜を中心にした、江戸元禄時代の伝統食を奨励したのはよく知られるところだ。

しかし、その日本では**ガン、心筋梗塞、脳梗塞患者が依然増え続け、糖尿病及びその合併症、そして認知症が新たに社会問題化しているにもかかわらず、行政からは何の対策も聞こえてこない**。依然として〝薬漬け医療〟〝検査漬け医療〟が推進され、予防医学の実現はほど遠い。

慢性病の元凶は明らかだ。欧米食の常態化と運動不足だ。これに油の摂取が誤っている他、野菜や果物に使われる農薬の食品残留基準値がＥＵと比較し、３００倍から５００倍も緩い。今年新たに１０００倍も緩く緩和された野菜もある。

この基準は恐ろしい。ＥＵの人々が１年食べて蓄積する農薬が、私たちは１、２回の食で摂ってしまう計算になるのだ。これでガンや難病を発症しないのがオカシイ。

◎トランス脂肪酸を野放しにしてはイケナイ！

これを決定したのは厚労省と農水省だ。そんなことを国がやるわけがない⁉　と思われるかもしれない。しかし、安倍政権が目指すのは、自衛隊を海外に派遣し、米国と肩を並べ戦争に加担することが悲願と言っていい。そして、秘密保護法で情報を縛り、原発の再稼働を目論んでいる。

このような政権が国民の健康を考えるだろうか。一般市民は本当に目覚める必要がある。年間20万人が自殺する隣国韓国では、小中学校の給食に油に含有する〝トランス脂肪酸〟及び〝食品添加物〟の制限を設け、これに違反した栄養士は罰せられる法律を作った。子どもは国の財産であるという考えからだ。

日本では、このトランス脂肪酸が入ったマーガリンは、スーパーで大きな位置を占め、「植物性だからヘルシー!」という感覚で購入する人がほとんどではないだろうか?

この油の摂取の間違いによる被害は甚大だ。心臓疾患と脳梗塞が死因のワーストを走るのはこの所為ではないのか。今日、世界一の認知症国家と称されるのもこの油の摂取の間違いが濃厚だ。これで喜ぶのは医療機関と薬剤メーカーだ。

その理由を本文で述べたが、全身60兆個ある細胞には必ず細胞膜がある。この細胞膜が脂で構成されているのだ。この脂の構成比がサラダ油、コーン油、ベニバナ、大豆油などの〝リノール酸〟(オメガ6系オイル)で占められたのでは、細胞が正常な代謝をするはずがないではないか。

◎〝オメガ6系〟オイル摂取過剰では、細胞の代謝が狂い、代謝不全を招く!!

まともな栄養学者なら、全員がこの問題を知っているはずだ。酷いことにこの国では、サラダ油をフライパンで熱し、炎を上げたTVCMを平然と垂れ流し続けている。これを毎日、見せ続けられる一般市民は何とも思わなくなるわけだ。

細胞膜の脂の構成比が狂えば、当然ながら、細胞内に流入する栄養や酸素、老廃物などが円滑に運搬されるわけもない。むろんのこと、脳神経細胞の膜も脂で構成される。代謝が円滑化しなければ、脳神経細胞は再生されることはない。若年性認知症の発症年齢は52歳前後だ。

これに**農薬と食品添加物、抗生物質などの化学物質が脳内に流入し、細胞膜に徐々に蓄積、やがて、情報が遮断され、記憶を失くしてしまう**わけだ。

自殺者が連続10数年3万人以上カウントしたのは、この化学物質の所為ではないのか。小学生に多く見られるようになってきた多動性障害（ADHD）も、神経伝達障害であるパーキーソン病、多発性筋硬化症もこれらの化学物質が原因になっている疑いが濃厚だ。

◎ソマチッドもニュートリノ同様、超光速でテレポーテーションする!?

本書では、永遠不滅生命体ソマチッドを励起するブラックシリカの神秘を明らかにした。この史上極小の生命体は、こうした薬漬けや劣化した環境を酷く嫌う。長年、この生命体を観察してきたカナダの生物学者ガストン・ネサン博士や、東学工学博士の研究によれば、「この極小生命体こそが動植物にエネルギーを与え、万物に生命を吹き込んでいる」というのだ。

しかし、共棲環境の悪化が続けばこの環境から避難、体内から離脱し、環境が良好に戻るまで生体とは離れ、永遠に生き続けるという。病は、このソマチッドが変形、または緊急避難し、正常に働かなくなったことで発症するという、現代医学では全く理解不能な仮説が構築された。しかも、酷い環境下では、「超光速で瞬間移動（テレポーテーション）し、体外離脱しているのではないか」との推論も生まれた。すでに素粒子が超光速でテレポーテーションしていることは東大大学院工学系グループによって明らかにされ、２０１３年

8月、科学誌『ネイチャー』に公表された。

ソマチッドもまったくこのニュートリノなどの素粒子と酷似し、時空に関係なく瞬間移動している可能性が高い。先駆者ネサン博士によれば、「ソマチッドはDNAの前駆物質であり、情報伝達の働きを担っている」と多くの実験結果から結論づけされたのだ。

20数年ほど前、川田薫博士が岩石と水を使って有機生命体を作ったことが公表されたことがあった。この発表は残念ながら世界で理解されることはなかった。しかし、これは遺伝情報を持ったソマチッドがテレポーテーションし、岩石中の放射線とミネラルの溶出、そして、プラズマの照射によって有機生命体が発生したのではないだろうか。

50年前、物議を醸した故千島喜久男博士のあらゆる組織細胞は赤血球から分化したという『赤血球分化論』は、赤血球に核がなく、DNAもRNAもないことから排斥されてしまった。ところが、DNA情報を持ったソマチッドの関与を考えると、その欠落部分が十分に補えるのではないだろうか。

何しろ、東学工学博士の捉えた画像からは赤血球の中からソマチッドがゾロゾロ、排出されてくるのだ。まさしくあらゆる組織細胞を生み出しているのが、この永遠不滅生命体ソマチッドのように考えられるのだ。

◎ソマチッドは〝創造主〟および〝大いなる意思〟の使命を担った生命体だ!?

ありがたいことに前述した現代医療が苦手とする心筋梗塞や脳梗塞などの血流系障害、そして、糖尿病およびその合併症、認知症、うつ病にいたるまで、このソマチッドを動かせば、自然治癒力が喚起し、予防改善が期待できることが裏付けされてきた。

それが本書で述べてきたシリカマットの不思議なチカラだ。

開発者の宮内照之は、長年の苦闘の末、「毛細血管を拡張し、血流を改善する」という現代医療でも困難な薬理作用を摑み、医療現場に持ち込もうとした。

しかし、ここで待っていたのが、既得権益に胡坐をかいた学会と行政の壁だったのだ。

「病院にも行かず薬もいらずただ寝るだけで、下肢の血流障害を改善、床ずれや合併症に効果を発揮されたのでは、自分たちの利権構造が破壊される」（宮内）というのだ。

こうしたことが延々繰り返され、国民医療費はすでに40兆円を突破、今年45兆円が予想される。これを払わされるのは私たち国民だ。

長い自民党単独政権が続いた所為で、産・官・学の癒着構造が確立されてしまったわけだ。官僚は〝天下り〟し、特殊法人を作る。そこで、学会を組織。この学会を協賛企業がサポートするという構図だ。しかし、いつまでもこのような愚かなことが続けられ、私たちの血税が無駄に使われてよいものだろうか？

宇宙極小永遠不滅生命体ソマチッドは、このようなネガティブな行為を見逃しはしない。ソマチッドは、〝創造主〟〝大いなる意思〟、または〝グレイトサムシング〟のテーマである〝創造〟〝愛〟〝進化融合〟を担った生命体でもあるようなのだ。

宇宙に反する行為は、内在する神意識がそれを赦してはくれない。まさしくソマチッドは、あなたが自身の魂と感応、共振・共鳴現象が起きた時、自然治癒力とともに生命力を喚起してくれるというのだ。したがって、病を治せるのはあなた自身なのだ。自分で作った病は自分で治す。これが21世紀の心の有り様ではないだろうか？

本書をまとめるに際し、多くの研究者や文献を参考にさせていただきました。この場を借りて御礼、感謝申し上げます。

上部一馬

２０１５年12月

《参考文献》

『警告！カルシウム不足』（川村昇山／駿台曜曜社）
『ソマチッドと714Xの真実』（稲田芳弘／Eco・クリエイティブ）
『難病を癒すミネラル療法』（上部一馬／中央アート出版社）
『カルシウム革命』（福島賢人／㈱源齋）
『再生医療を変革する珪素の力』（細井睦敬／コスモ21）
『悪魔の新・農薬「ネオニコチノイド」』（船瀬俊介／三五館）
『健康情報新聞第53号2012・7・18』
『温熱・多角的免疫強化療法』（吉水信裕／中央アート出版社）
『「モンスター食品」が世界を食いつくす！』（船瀬俊介／イースト・プレス）
『風化貝化石カルシウムとの出会い』（兼杉比呂志／タイムリーダージャパン㈱）
『ガン治療に夜明けを告げる』（上部一馬／花伝社）
『なぜこれほど多くの病と不調が【テラヘルツ量子波エネルギー】で消えてしまうのか』（佐藤清／ヒカルランド）
『体温免疫力』（安保徹／ナツメ社）
『超微小知性体ソマチッドの衝撃』（上部一馬／ヒカルランド）

新装版　糖尿病と合併症が癒える自宅養生法

2016年1月28日　第1刷発行
2025年3月3日　新装版 第1刷発行

著　者――――上部一馬

発行人――――山崎 優

発行所――――コスモ21
〒171-0021　東京都豊島区西池袋2-39-6-8F
☎03(3988)3911
FAX03(3988)7062
URL https://www.cos21.com/
印刷・製本――中央精版印刷株式会社

定価はカバーに表示してあります。

ISBN978-4-87795-439-0 C0030